脳活

NO-KATSU

バランス良く鍛えて、人生いきいき

霜田里絵
SATOE SHIMODA

東京堂出版

装本　宮一紀

はじめに――六つの脳

毎日が幸せかどうかは、人が決めるのではなく、自分自身が決めるものです。

何事も起こらない困難がともなわない人生などあるわけがなく、また何の喜びもない人生なんてあるわけがありません。外的に起こることを、どう受け止め、どう人生を輝かせ幸せを感じていくかは、あなた次第、そして、あなたの脳の使い方次第なのです。てきぱき解決していくのもあなたの脳なら、思い悩み、それを乗り越えてたくましく生き、関わる人たちと情を通い合わせ、そして自分自身の人生に染みわたるような幸福感をもたらすことができるのもあなたの脳です。

脳を上手に使い、周囲の人との良い交流を保ち、そして何よりどんなときも自分の心に幸せをみつけられる人生を送るためには、あなたの「六つの脳」のトレーニングが必要です。

六つの脳とは

交流脳——周囲の人と良好な関係を築く脳
データ管理脳——新しい知識を獲得し、膨大な記憶をうまく使う脳
対応脳——変化する世の中に対応していく脳
クリエイティブ脳——好奇心豊かで、新しいことを創造する脳
タフ脳——困難にも負けず生き抜く脳
幸福脳——自分の幸せを実感できる脳

この六つの脳をバランスよく鍛え整えていくこと（トレーニング）が、いきいきと魅力的に人生を生き、自分が幸福感をしみじみと味わいながら生きていくことに必ずやつながります。

何も難しく考えすぎたり、真面目なトレーニングと机に向かう必要もありません。

本書で紹介する30秒、3分トレーニングは電車の中などでの空いた時間に、気ままにやってみてください。30分トレーニングは休みの日や、仕事の気分転換にでもやってみてください。

霜田里絵

脳活

目次

本文挿画　草田みかん

脳の構造

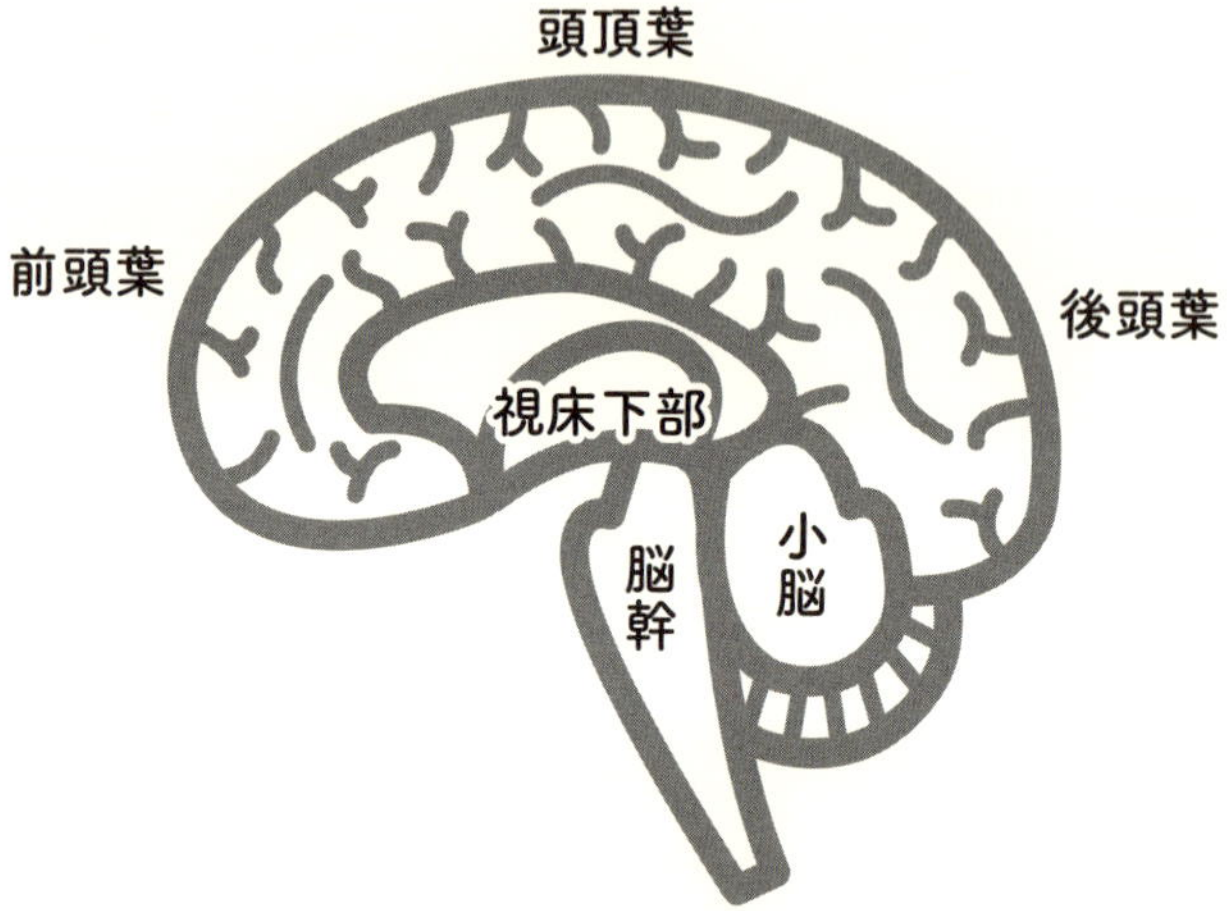

神経伝達物質

名　称	働　き
セロトニン	幸せ、癒し、愛、満足
ドーパミン	快感、やる気
βエンドルフィン	ほっとする、落ち着く
オキシトシン	信頼、幸せ、不安

本書に出てくる神経伝達物質とそれに関係する感情を示しました。
それぞれが複雑にからみあって、心はいろいろと変化します。

第1章

交流脳

周囲の人と良好な関係を築く脳

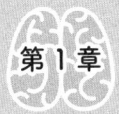

第一印象を良くする

人と接するとき、第一印象ってすごく大事ですよね。表情が良くなかったり、横柄な態度であったり、マナーに欠ける感じがする人が、人に良い印象を与えることはまずありません。その後の関係で挽回できたとしても、第一印象が悪いとかなり損をします。

たとえば、第一印象があまり良くなかった人には「なんとなく身構えたり敬遠したくなったりして、再会したときには意味もなく素っ気ない態度をとってしまった」というようなことが、あなたにもありませんか？　逆に、第一印象で好感を持った相手に対しては、うっかりミスや失敗にも、比較的おおらかに対応できることが多いものです。

こちらの好意的な態度は当然、相手にも好印象を与え、相互に良好な脳のコミュニケーション活動を生み、ひいては円滑な人間関係を構築しやすくするのです。

では、一般的に〝第一印象が良い人〟とは、どんな人を言うのでしょう。それを考えるヒントの一つが、コミュニケーション・セミナーなどで最近よく引用される「メラビアンの法則」にあります。

これは、アメリカＵＣＬＡ（カリフォルニア大学ロサンゼルス校）の心理学者、アルバート・メラビアン氏が提唱した概念として流布しているもので、聴き手が話し手から受けるインパクトの割合は

・視覚（顔、服装、髪型、メイク、姿勢など）………55％
・聴覚（声、言葉遣い、話し方など）………38％
・その他（言語情報＝話の内容など）………7％

というものです。

じつは右記は、メラビアン氏が《「視覚」「聴覚」「言語」で矛盾した情報が与えられたときに、人はどれを優先して受け止め、話者の感情や態度を判断するのか》を検証するために行った実験結果です*。そのため、現在の取り上げられ方と本来の趣旨にはけっこうな開きがあるのですが、いずれにせよ〝見た目とマナーが大事〟という点において、意義を唱える人はいないでしょう。

*出典：『天使と悪魔のビジネス用語辞典』平野喜久著、すばる舎、二〇〇四年

良い表情とマナーの良さ

そんなことはわかっているけれど、どうしたら第一印象を良くできるの？という声が挙がるかもしれませんね。けれど、それは決して難しいことではないのです。

第一のポイントは「良い表情」。なかでも笑顔に勝るものはありません。

「とはいっても、不自然な笑顔じゃねえ……」と、もしも心配になることがあるなら、それは笑顔が日常化していないから。普段から微笑む習慣があれば、笑顔は決して不自然なものにならないでしょう。

たとえば、別名「微笑みの国」と呼ばれているタイでは、以前、私が旅行に行ったときも、現地の人と目が合うと必ずみんな微笑んでくれました。実際、相手に微笑まれると、こちらも自然に微笑み返すことができ、なんだか心の中がとても温かくなったと記憶しています。

第二のポイントは「マナーの良さ」。これも、好意的な印象をつくる、大きなファクターです。

逆に、年長者への礼儀、相手への思いやりに欠ける言動やＴＰＯをわきまえない服装、立ち居振る舞いなどは、その人個人の印象や評判を落とすだけでなく、場の雰囲気も壊します。

常に、印象の良い笑顔とマナーを心掛けましょう。もし身についていないと感じても、これからのあなたの努力次第で、いくらでも向上させられます。

第一印象が良いことの次に大切なことは、人と良い関係を保てること。それは、相手の心をつかむことです。人との良い関係を長く築いてお互いに温かい心を通いあわせるのに、決して強烈でものすごく印象に残ることや、心をわしづかみにするようなカリスマ的存在になる必要はありません。まずは相手の心に共感できる。これが、必要最低条件であり、かつ充分条件です。共感力の高い人は、いつも交流したい、会いたいと思わせる存在になれます。

共感力も、目や表情に現れるかもしれません。でもやはり、言葉でそれをきちんと表せるに越したことはありません。すなわち、それを言葉でちゃんと表現する力が大切なのです。

さあ、無敵の「感じの良い人」を目指しましょう。

① 笑顔力

幸福感はセロトニンの分泌から

笑顔ほど、人に対して簡単に発信できる「力」はありません。そして笑顔ほど、自分自身をも気持ち良くさせる「力」はありません。

なぜなら笑顔になると、自分自身の脳内に「セロトニン」という、幸福感や情緒に関する神経伝達物質を多く分泌することができるからです。そればかりか、あなたが笑顔を見せた相手の脳にまで、セロトニン分泌のお手伝いをします。

そう、だからこそ、笑顔は人を惹きつけることができるのですね。

特別な道具や訓練が必要なわけもなく、本来は誰にでも簡単になれるはずの笑顔。それなのに、笑顔を忘れてしまったり照れてしまったりして、笑顔になれないことはありませんか？　実際、忙しかったり、思い悩むことが多かったりすると、「あっ、今日は笑顔じゃなかったかも」と振り返る日もあるかもしれません。

もしも最近、いきいきとした気持ちが欠乏していたり、人間関係の中に殺伐《さつばつ》としたものを感じていたりしたら笑顔を忘れているのかもしれません。

脳は笑顔をつくりたがっている

ところで、一九九五年の阪神・淡路大震災以降、ＰＴＳＤ（ポスト・トラウマティック・ストレス・ディスオーダー＝心的外傷後ストレス障害）という言葉はよく知られるようになりましたね。しかし、ＰＴＧ（ポスト・トラウマティック・グロース＝心的外傷後成長）については、まだあまり知られていないようです。

ＰＴＧとは、衝撃的な出来事や辛く悲しい体験により、深く心が傷ついた後に、その経験をふまえて人間として素晴らしく成長すること。そして、ＰＴＧのスタートラインは笑顔づくりである、と私は考えます。

どんなに辛いときでも、少し笑顔をつくることができたなら、それは心の肯定的な変化であり、奥深い人格が成長しているサインです。

「幸福だから笑うわけではない。笑うから幸福なのだと言いたい」

と、フランスの哲学者アランは、著書『幸福論』の中で説きました。

本当は笑顔をつくれる心境じゃなかったとしても、笑顔をつくれば、ちゃんと脳はセロトニンを分泌します。その結果、幸福な気分になるという良い循環ができてゆくのです。

最初はややぎこちない笑顔だったとしても、日々続けているとすっかり習慣になります。そして、幸福な気分が持続すれば、前向きに人生を歩めます。

人間の脳はいつだって、笑顔をつくりたがっているのです。ぜひ、笑顔力の高い人になってください。

笑顔は、あらゆる年齢の人が、どんなときでもいくつになっても、今日からでも身につけられる一番のパワーです。

笑顔力の脳トレ

まず、自分の笑顔度をチェックしてみましょう。一日中、笑顔でいるのは、無理がありますし、ときには不適切。ただ、ポイントポイントで最低限、笑顔ができているかが大切です。チェックしてみましょう。

- □ **出社時に、まずは笑顔で挨拶をしていますか？**
- □ **買い物のときなど、店員さんに笑顔で接していますか？**
- □ **小さい子どもの微笑ましい場面で自然と笑顔が出ていますか？**

いずれも、笑顔が自然に出ていると素敵です。逆に、どの場面でも違うとなると、かなり印象で損をしている可能性があります。

30秒トレーニング 笑顔習慣を身につけよう

◇課題――どんな状況でも

いま、あなたの置かれている状況がどうであれ、まずは30秒間、笑顔をつくってみましょう。わざとらしくたって、なんだっていいです。笑ってみてください。

◇解説――顔の筋肉の動きがバロメーター

「30秒間って意外と長い」と思われた方、「この筋肉の動きは久しぶりだ」と思われた方は、長いこと微笑む習慣から遠ざかっているのかもしれないため、要注意です。

逆になんの苦もなく笑顔をつくれ、顔の筋肉の動きに違和感がなく、「意外とキュート」とか「我ながら和むな」と思えた方はひと安心。そのまま、笑顔習慣を続けてください。

3分トレーニング　一日の笑顔を振り返ってみよう

◇課題――今日一日笑顔で対応できましたか？

今日一日を振り返ってみましょう。朝、誰かと挨拶をしたとき、話をしたとき、仕事の途中、通勤・通学途中や買い物をしているとき……。笑顔で対応できましたか？

◇解説――笑顔は余裕の世界

仕事のトラブルや人間関係のトラブルなど、ストレスが多い現代ですから、正直、どうしても笑顔になれない日もあるでしょう。

ですがせめて朝くらいは、意識して笑顔でスタートを切り、そして、和やかな気持ちでその日を締めくくりましょう。

余裕を感じさせるその姿は、周囲からの尊敬や信頼を集めることでしょう。

30分トレーニング 笑顔をリストアップしてみよう

◇課題——笑顔を脳裏に焼きつける

「笑顔が素敵だな」と思う人を、リストアップしましょう。身近な人でも、憧れの有名人・芸能人でもかまいませんが、ここはやはり同性がよいでしょう。

次に、その人の笑顔の写真（雑誌の切り抜きでもOK！）を見て、自分の脳裏に焼きつけましょう。

◇解説——笑顔をまねてみる

これは、30秒トレーニングや3分トレーニングで、即座に笑顔をつくることができなかった人に有効な方法です。特に、そもそもどんな顔をしたらよいのか皆目わからない、という人におすすめです。

「うん、素敵だ。よし、この笑顔だ」と、お手本となる写真を繰り返し見つめることは、素敵な笑顔のイメージ・トレーニングになります。

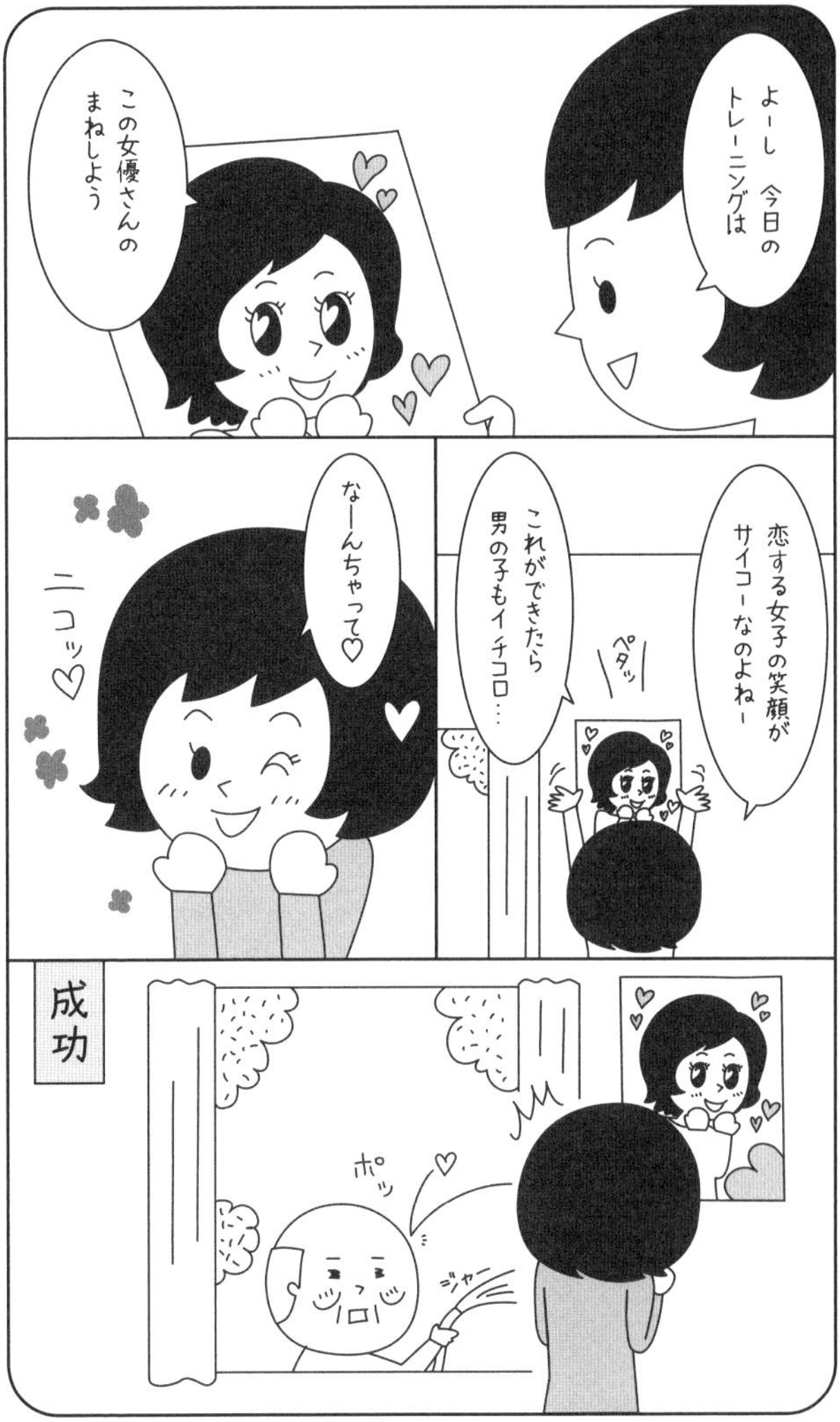
よーし　今日の
トレーニングは
この女優さんの
まねしよう
恋する女子の笑顔が
サイコーなのよねー
ペタッ
これができたら
男の子もイチコロ…
なーんちゃって♡
ニコッ♡
成功
ポッ♡
ジャー

そして、脳にしっかりと焼きつけたら、今度はその表情をまねてみましょう。最初は多少不自然だったり、笑顔のコピーを顔に貼りつけているだけに思えたりするかもしれません。

ですが、見てまねるトレーニングを繰り返すうちに、自然と自分のものになっていきます。

笑顔力の脳トレの POINT!

1　朝のスタートは絶対笑顔と決めよう。

2　故意に笑顔の量を２倍にしてみよう。

3　笑顔の素敵な人のまねをしよう。

4　どんな場面でも笑顔が出たら、
勝てた！と思おう。

5　笑顔は脳を幸せに、ひいては人生を
幸せにする絶対条件と認識しよう。

②　マナー力

脳へのファーストインプレッション

新しい出会いがあると、脳はその人についてただちに〝情報カード〟のようなものを脳内につくります。そしてそこには、名前や肩書とともに、「優しい雰囲気」とか「仕事ができそう」とか「包容力がありそう」などといった「印象」という情報も、必ず入力されます。

そのさい、できれば相手の脳でネガティブな印象として、情報処理されるのは避けたいですよね。

第一印象の受け止め方には、それぞれの主観的な要素が含まれます。ですがもし、誰にでも同じようにネガティブな印象を与えてしまう人がいたなら、それは最低限のマナーも守れないという、極めて残念な態度のせいかもしれません。

たとえば、すごく質やデザインの良いスーツを着ている紳士がきちんとした挨拶もしなかったり、初対面からいきなり、いわゆるタメ口《ぐち》で話されたりすると、第一印象は三割くらいマイナスに感じてしまいます。

脳はフレキシブルであるとはいえ、最初に入力されてしまった情報を削除するのは、案外、難しいものです。

ですから、まずそういった印象を与えることがないように、最低限のマナーを守るのは当然のこと。できれば「すごくマナーが良い人」といった印象を、相手の脳に留めてもらいましょう。

ここでは、マナー力を高めるトレーニングを行います。

マナー力の脳トレ

まず、自分のマナー力をチェックしてみましょう。マナーって、身につけるものであって脳とは関係ないのでは？と思われるかもしれません。良いマナーは、接する方の気分を良くすることができる、脳から発信できる優しさ、思いやりでもあります。自分の脳から相手の脳に直接働きかけると思ってください。

- □ 挨拶は、必ずしていますか？
- □ ＴＰＯをわきまえて行動していますか？
- □ 他の人のマナーが気になりますか？

当たり前のことばかりに思えますが、案外改めて確認してみると、できていないこともあるのでは？

30秒トレーニング

声に出して言ってみよう

◇課題――「ありがとう」「ごめんなさい」を言えましたか？

今日一日を振り返ってみましょう。さまざまな場面で感じたであろう「ありがとう」と「ごめんなさい」を、素直に口に出して言えましたか？

◇解説――照れずに伝える

感謝と謝罪の意を相手に伝えることは、最低限にして最重要マナーです。「言わなくてもわかるだろう」と勝手に決めつけたり、照れくさくて言えなかったりする人もいるようです。そのせいで損をしている人がたくさんいるのも事実。

- **メールをもらったら、まず「ありがとう」**
- **商品を購入して手渡されるときに「ありがとう」**
- **満員電車で肩があたった人に「ごめんなさい」**

と、日常のさまざまな場面で、意識して言ってみましょう。

3分トレーニング　気軽に話しかけてみよう

◇課題――挨拶（コミュニケーション）

今日、これから会う人に、相手のご機嫌や体調について話しかけてみましょう。

◇解説――相手への気遣いを大切に

What's up?　（最近、どう？）

Hi, How are you?　（ご機嫌いかがですか？）

英語圏に行くと初対面の人からも、こうやって気軽に話しかけられることがよくあります。けれど多くの日本人は、話しかけられると少し照れくさい気分になったりするようです。

コミュニケーションの最初に相手を気遣い、状況や体調をうかがう行為は、とても良い習慣です。逆に、いつも自分のことばかり話したがり、相手に興味がなさそうな人は、決して好印象を与えません。

「お元気?」

「調子はいかが?」

と、まずは挨拶から、相手を気にかけるひとことを習慣化できたら素敵ですね。

30分トレーニング　普段の習慣を確認してみよう

◇課題――マナーチェック一〇項目

一見、当たり前に思えることほど、じつはないがしろにしている場合があります。まずは普段の習慣について、以下の一〇項目をチェックしてみましょう。

□ ①話すときは、ちゃんと相手の目を見て話す。
□ ②洋食でも和食でも、食事のマナーに自信がある。
□ ③約束の時間を厳守する(やむを得ない事情がある場合は、約束時間前に連絡をする)。

□　④いただいたメールや手紙には、必ず返事を出す。
□　⑤目上の方に敬意を表した会話や行動ができる。
□　⑥空間的にも精神的にも、他人のエリアに無断で立ち入ることはない。
□　⑦相談にのってもらった相手には、解決したとき（あるいは途中経過を）報告している。
□　⑧身なりや持ち物に、不潔感がないよう気をつけている。
□　⑨服装や香水などは、TPOにマッチしたものを心掛けている。
□　⑩親しい間柄でも、GIVEのない一方的なTAKE &TAKEにならないよう、気をつけている。

次に、家族や親しい人にお願いして、その人から見た自分の普段の振る舞いを、客観的にチェックしてもらいましょう。

◇解説――マナー獲得が成功への近道

いかがでしたか?

たとえば③は、自分が待ち合わせで待たされたとしても、何とも思わないタイプの人にありがちなマナー違反。自分がそうだったとしても、周りの人もそうだとは限りません(特に、仕事で成功する人は皆、時間に正確です)。

また⑦は、困ったことが解決すると自分はスッキリしてしまい、悩みを打ち明けた相手のことを忘れてしまいがちですが、相談されたほうは「その後、どうなったのかな」と、ずっと気にしてくれていることが多いので、気をつけましょう。

さらに⑨の香水も、特に注意が必要です。というのも、鼻から入った匂いの分子は鼻の奥の嗅粘膜《きゅうねんまく》に付着し、大脳辺縁系《だいのうへんえんけい》へと信号が送られて〝香り〟としてキャッチされるのですが、鼻の嗅細胞は強い臭いに疲れやすく、すぐに麻痺し(慣れ)てしまうからです。そのため、自分にとっての〝ほのかな香り〟が、そばにいる人には〝キツい匂い〟と感じることも。特に食事の席では、香水を控えめにするのがマナーです。

それ以外の項目も、ある意味、常識ともいえるマナーの確認ばかりですが、当たり前のことだからこそ、できていなければ、かなり残念なイメージを人に与えてしまいます。

大人になると、面と向かって人から注意されることが少なくなりますから、その分、知らず知らずのうちに評判を落としていることもあります。

誰からみても気持ちの良いマナーが身についている人は、「どこに出しても恥ずかしくない人」と判断され、どんどん人脈が広がります。逆に、マナーが悪い人という評判が立つと、他の人に紹介するのをためらってしまうので、人脈の輪は広がりません。

マナー力の脳トレの

POINT!

1 良いマナーも脳が獲得する知識であり、
発信できる脳の力と認識しよう。

2 マナーの良い人のまねをしよう。

3 良いマナーは自分の脳も他人の脳も
気分良くさせる。

4 他の人のマナーが気になるようになったら、
マナー力が高まっていると認識しよう。

5 マナーを堅苦しくとらえず、
獲得しやすい脳の力と認識しよう。

③ 共感力

女性に強い共感力

プライベートでもビジネスシーンでも「人の気持ちがわかる、人の気持ちになれる」＝「共感力」はとても大切です。たとえ自分とは異なる主張だったとしても「あなたがいま、そう考える気持ちはわかった」と、一度受け止めることも共感力です。

相手を理解しようとする努力。コミュニケーションは、ここからスタートするといっても過言ではありません。

じつは、個人差はあるものの、この勝負は女性に軍配が上がります。その理由を、脳科学的に説明しましょう。

脳内には、左右の大脳をつなぐ「脳梁《のうりょう》」という神経繊維の束があります。この脳梁が女性のほうが太い傾向があるうえに、女性ホルモンの「エストロゲン」に、左右の脳の接続を良くする働きがあることもわかっています。そのため、女性のほうが左右の脳の連携がうまく、情報処理に長《た》けているために、関連のない作業や話題を同時にいくつもこなすことができる、と考えられているのです。

さらに、胎児期に「テストステロン」という男性ホルモンの量が少ないほど、コミュニケーションをよく行うという報告もあります。つまり、テストステロンの分泌が多い男性が、会話に結果や解決策を求めることが多いのに対し、分泌が少ない女性は、コミュニケーションそのものが会話の目的である場合が多いのです。

男女の会話がかみ合わなかったり、異性に相談したらかえってストレスになったりというケースは、脳のこんな性質も関係しているのかもしれません。

実際、女子会やママ友《とも》同士のおしゃべりは、仕事や趣味の話から、恋愛、結婚、育児の話、さらに料理や掃除など家事のちょっとしたコツ、流行の美容法から芸能人のワイドショーネタまで、驚くほど多くの情報を瞬時に共有し、処理しています。

潜在能力「ミラーニューロン」

とはいえ相手がいるのが会話ですから、決して、ただ情報量が多ければよいというものではありません。相手と上手にコミュニケーションをとり、互いの気持ちをわかる＝共感できるということが大切なのです。

人間の脳にはもともと、他人のすることを見て、鏡に映る我がことのように感じる能力をつかさどる「ミラーニューロン」が備わっています。これは、一九九六年にイタリアのパルマ大学のジャコーモ・リッツォラッティ氏らによって発見された、高等動物のみに存在が確認される神経細胞です。脳は、一人ひとりの頭の中にあるけれど、それぞれがまったく無関係なものではなく、ちゃんと他の人の脳の働きに連動しているということが、科学的にも解明されているのですね。

映画を観てもらい泣きしたり、相手が物を落としそうになるのを見た次の瞬間、とっさに自分の手が出たりするのも、ミラーニューロンによる「共感力」のなせるワザです。

共感力の脳トレ

まず、自分の共感度をチェックしてみましょう。共感力は脳にもともと備わっている力ですが、怠っていれば低下し、努力すれば成長しやすい力です。

☐ **心に染みる映画やドラマを観たり、本を読んでいますか？**
☐ **まずは「聞く耳」を持って人に対応していますか？**
☐ **「聞く耳」の次に、その人の気持ちになろうと、努力をしていますか？**

特に男性にありがちなのは、共感する前に、自分の考えた意見なり解決策をすぐ口にすること。それでは共感力は磨けません。まず「聞く耳」を持ち、相手の感情を一緒に味わうことが大事です。

30秒トレーニング
共感する反射神経を鍛えよう

◇課題――他人の気持ちを想像してみる

自分のすぐ近くにいる人の中から二人選び、その人の今の気持ちをパッと想像してみてください。（もし今、一人きりでいるとしたら、最後に会った人から二人を選んでもけっこうです。）

◇解説――相手のサインを読み取ろう

家族でも同僚でも恋人、友人でもあなたのすぐ近くにいる誰かの気持ちを〝思いやる〟ことができたでしょうか。

たとえば、同僚であれば、「新しい企画が通ったから、人に自慢したい気分だろうなぁ」とか「単身赴任しているから、そばにいない家族を思って寂しいのかなぁ」など、相手の状況や環境によって、さまざまな「気持ち」を思い浮かべることができるはずです。

当たっていなくてもいいのです。大切なのは、その「気持ち」を想像できるかどうか。

仕事でもプライベートでも、私たちが他人と接していくうえで、相手の気持ちを理解することは、極めて重要です。ですから、ここでまったく「気持ち」を思い浮かべられなかった方は、要注意です。

ひょっとしたら普段から、「他人の気持ちがわからないヤツ」、「空気が読めないヤツ」と、周りから思われているかもしれません。当てはまると思った方は、日頃から、相手の言動など感情を表すサインを敏感にキャッチできるよう、このあとの課題にも取り組んでください。

先ほども述べましたが、一般的に、女性のほうが共感力に優れていると言われています。そのため女性は比較的、男性の気持ちの変化も敏感に察知できますが、男性は女性の気持ちの機微《きび》についていけないことがあるようです。

じっくりと時間をかけて理解することも大事ですが、一方で、その場その場で相手とすばやく情緒的交流、すなわち心のふれあいができることは、大きな人間的魅力につながります。

3分トレーニング　多角的に想像してみよう

◇**課題——イラストを見て答えよう**

イラストを見てください。この人物は、あなたに何を伝えようとしていますか。気持ちを三パターン想像してみましょう。

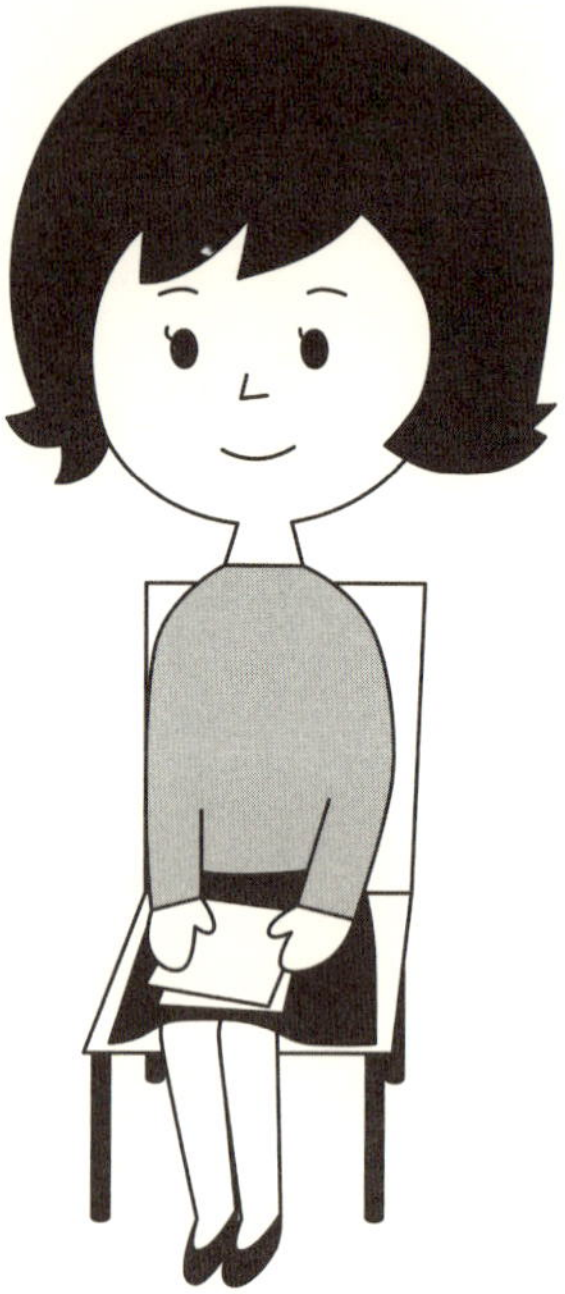

◇解説——感情の疑似体験

例）すばらしい手紙の内容をあなたに話して一緒に喜んでもらおうと思っている。

例）あなたへの想いをつづった自分の文章を読み、これからあなたに伝えようとしている。

初めて見るイラスト、つまり初対面の人物の気持ちを表情などから読み取ることは、日頃から接している家族や同僚の気持ちを察するよりも、難しかったと思います。より注意深く観察し「ああかな？　こうかな？」と想像する必要があるからです。

そのとき、自分の一方的な思い込みで相手の気持ちを決めつけていないか、慎重になる必要があるでしょう。

人の気持ちはシンプルではありません。自分では「こうだろう」と思っていても、相手が予想外のことを考えていることはよくあること。決めつけが激しくては、共感力があるとは言えません。

この課題が難しかった人は、今までよりも多くの映画を観たり、本を読んだりして、主人公たちのさまざまな感情を疑似体験してみることをおすすめします。

漫画や絵本だってかまいません。たとえ疑似体験でも、脳内には感情に関わるセロトニンやドーパミン、βエンドルフィンなどの神経伝達物質がちゃんと放出されます。

「嬉しくて（あるいは悔しくて）涙が出そうだ」、「寂しくてたまらない」など、こんな感情が、自然に湧きでるようになることが大事なのです。

30分トレーニング 他人の気持ちになってみよう

◇課題――自分に向けられた気持ちに気づこう

あなたのライフイベント（誕生・就学・就職・結婚・離婚・出産・家の購入・身近な人の死など）のさい、あなたのそばにいた人は、どんなふうに思っていたか、考えてみましょう。たとえば、あなたの就職（仕事）が決まったとき、お母さんはどんなふうに考えたでしょうか？

今のあなたなら、そのときのお母さんに、どのように声をかけますか？

◇解説――相手の気持ちに気づこう

辛かったときも、嬉しかったときも、自分の親しい人や愛する人が「ああ、私の気持ちをわかってくれているんだ」、「同じように思っていたんだ」と感じることほど、心が温まることはないでしょう。逆に「あのとき、口には出さなかったけど、こんな心配をしていたのかもしれない」と反省することがあるかもしれません。

改めて、身近な人の気持ちに思いを巡らしてみると、本当は気づいていたのに気づかないふりをしていたこと、見えていたのに見ないようにしていたことなど、自分の本当の気持ちに気づくこともあります。

私たちが、誰かに「話を聞いて」とか「今、話せる？」と声をかけるとき、役に立つアドバイスや示唆的な言葉をいつも望んでいるとは限りません。もちろん、良いアドバイスをくれる人の存在が、ありがたいことは確かです。しかし、多くの人が切実に求めているのは、むしろ「他者に自分の気持ちをわかってほしい」という単純なことなのです。

あなたにとっての「親友」や「大切な人」も、いつも的確なアドバイスをくれる人や単に一緒に過ごす時間が長い人ではなく、あなたの心に共感してくれる人ではありませんか？　だとすれば、彼女／彼らも同じように、あなたにそれを求めています。

あなた自身が、いざというときに大切な人から「会いたい」と思われる人になるために必要な共感力も、こうした日々のトレーニングで鍛えられるのです。

共感力の脳トレの POINT!

1 「共感力を高めよう」と
意識して生活をしてみよう。

2 まずは「聞く耳」「見る目」を持って
状況を把握すること。

3 すぐに自分の見解や意見を出すのではなく、
「こらえ」時間で相手の心の内を
考えてみること。

4 映画やドラマに感情移入して、
鍛えることも可能。

5 共感力の高い人は同性にも異性にも
「人気者になる」ことをモチベーションに
がんばりましょう。

④ 表現力

自分の魅力を引き出せる表現力

感動をうまく言葉にできる人、言葉に力のある人に、人は自然と惹きつけられます。その一番の魅力は、やはり「表現力」。

学生時代には、毎日のように「国語」の授業があり、文章を読んだり、感想文を書いたり、熟語や慣用句を覚えたり……。英語も加えると、今までに、どれだけ言語の訓練に莫大な時間を費やしてきたかわかりません。

当たり前かもしれないですが、やはり生きていくうえで重要だから、それだけの時間を費やして人は学び続けるのでしょう。

でも、大人になってしまうと言語や語学関係、執筆の仕事をしている人以外は、語彙《ごい》が次第に乏しくなったり、表現がワンパターンになったりしがちです。

　表面的ではなく心を込めて話すことが大前提なのは言うまでもありませんが、その心を表現し、人に伝える力も努力次第で成長します。

　ですから、普段から自分の感情をきちんと素直に表現するトレーニングは大切です。案外、日本人は表現することが苦手かもしれません。控えめにすることが美徳といった文化の側面がありますから、ラテン系のような激しく情熱的な感情表現はなかなかできないかもしれません。ですが、表現力が豊かであればあるほど、相手の心に届くはずです。

　比較的すぐに効果が得やすい力ですので、日々、成長を楽しみながら訓練してみましょう。

表現力の脳トレ

まず、自分の表現力をチェックしてみましょう。自分の心に向かいあい、感情を拾い出して表現できるか？というチェックです。

- □ 今日感じる（感じた）喜びをきちんと表現できますか？
- □ 残念ながら怒りや哀しみの気持ちがあるならきちんと表現できますか？
- □ どんな楽しいことがありましたか？　あるいはしたいですか？　きちんと表現できますか？

ノートに書くでもよし、スマホなどの端末への入力でもよし。普段、同じ語彙ばかりで生活していると、改めて表現しようと思っても、言葉が出てこないことがありませんか？

「すごい」「超」……などばかりだったりすると、これはきちんとしたトレーニングが相当必要と考えたほうがよいです。

30秒トレーニング 何気ない出来事に目を向けよう

◇課題——短文を書いてみよう

ここ最近で、心に残ったエピソードを思い出して短い文で表現してみましょう。

例）いわゆるいまどき風の若者が、電車で老婦人に席を譲っただけでなく、なんとその後、一〇分以上も話し相手になってあげていて非常に感心し心がほこっと温かくなった。

◇解説——平凡な日常にも表現力を

普段の生活の中で、心に響いたことを表現できるかできないかによって、人とのコミュニケーションには大きく差がでます。

ニュースなことは、事実を伝えるだけでインパクトがあるため、意外と表現力を要しません。

むしろ、平凡な生活の中で感じ入ったエピソードを、人の心にも響くように表現できる人こそ、魅力的な人として印象づけられ、人を惹きつけます。感情をあえて表現することを努力することによって、その感情にかかわる脳の中のネットワークが強化され、脳の感じる力をアップさせることもできます。

3分トレーニング 感謝の気持ちを伝えよう

◇課題――メッセージを書いてみよう
あなたが今までで、一番お世話になった人に送る、メッセージ文をつくってみましょう。

◇解説――中身のこもった「ありがとう」

日頃から感謝の気持ちを心がけ、ことあるごとに心の中で感謝していても、何をどんなふうに感謝しているかまでは、意外と言葉で表してはいないもの。

「ありがとう」と伝えることは、とても素晴らしいことです（この、たった五文字の言葉さえ、口に出せない人はたくさんいますから）。

ですから「ありがとう」に加えて、何を、どう感謝しているのかまできちんと表現できれば、何度も繰り返し言わなくても必ず相手の心に響き、忘れられないメッセージとなります。

また、イライラしているときの脳はベータ波状態になりますが、感謝の気持ちを抱いたとき、脳内には「βエンドルフィン」という神経伝達物質が放出され、幸福感、至福感を得てアルファ波状態になります。そのため、感謝することは二次的とはいえ、自分のためにも良いのです。

30分トレーニング 愛情を表現しよう

◇課題——ラブレターを書いてみよう

ラブレターを書いてみましょう。宛先は、配偶者でも恋人でも構いません。もし、いなければ理想の恋人宛に、愛情あふれる手書きで書いてみてください。

◇解説——恥ずかしがらずに表現する

・相手の方の、どんなところに惹かれて（魅力を感じて）いるのか。
・その人のことを考えると、あなたの気持ちや身体は、どんな状態になるのか。
・あなたはその方とどんな未来を築きたい気持ちがあるのか。

これらのことを、手紙にうまく表現できましたか?

日本人は、比較的こういった「気持ち」の表現が控えめだし、習慣がないように思えます。

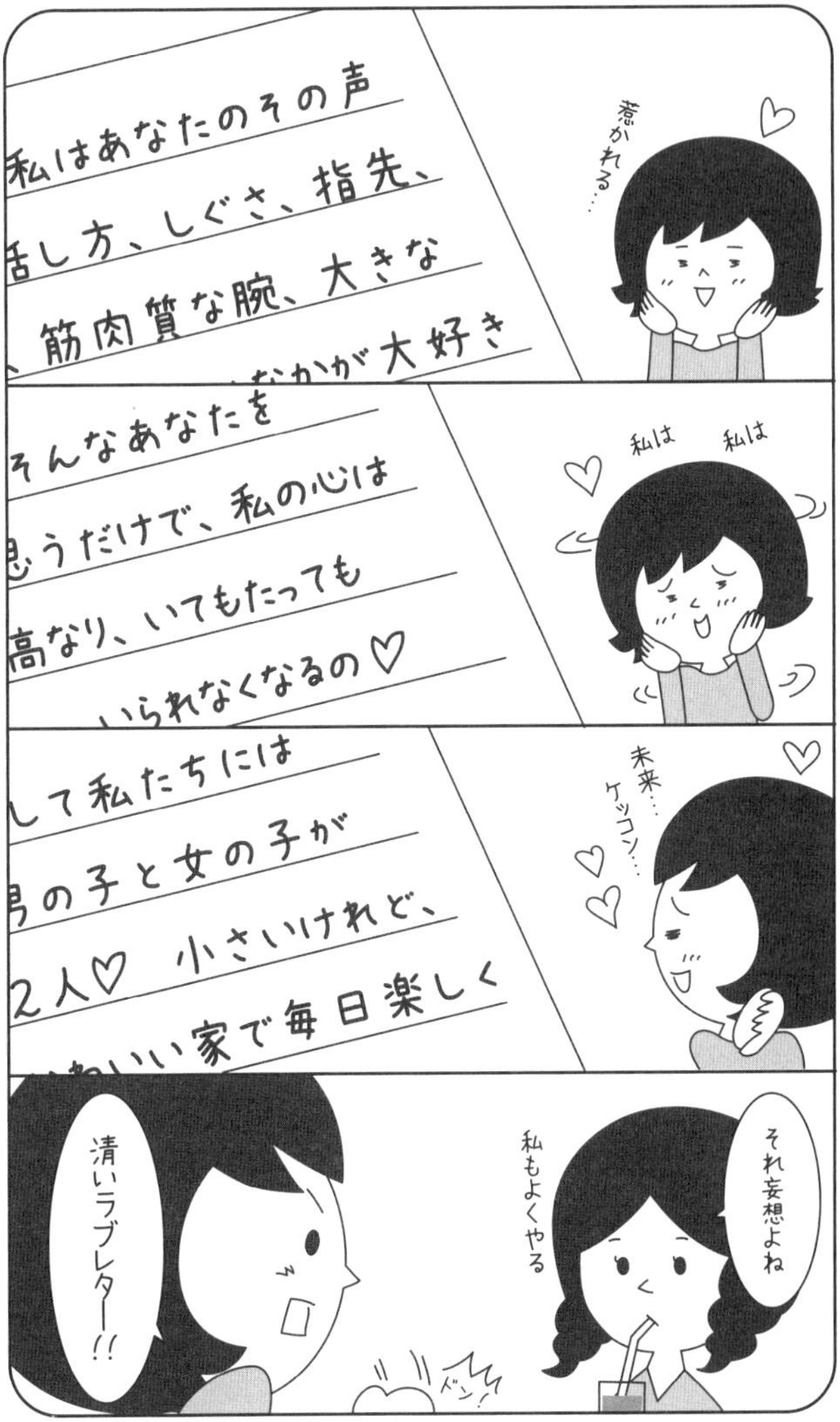
私はあなたのその声
し方、しぐさ、指先、
筋肉質な腕、大きな
が大好き
惹かれる…
そんなあなたを
うだけで、私の心は
高なり、いてもたっても
いられなくなるの♡
私は　私は
して私たちには
の子と女の子が
小さいけれど、
人♡
家で毎日楽しく
未来…
ケッコン…
それ妄想よね
私もよくやる
清いラブレター!!
ドン!

しかし、普段とは違う表現や行動だからこそ、言葉に重みがあって、相手の心を打つ可能性があります。

いつもいつも自己主張する必要はありませんが、ここぞというときに恥ずかしがらず、気持ちを表現できるようになるためには、日頃から表現力を鍛えておくことをおすすめします。

表現力の脳トレのPOINT!

1 内なる感情が豊かでも、
表現できなければ
損をしてしまうことを認識しよう。

2 まずは自分の表現力を
冷静に評価してみよう。

3 三行日記、送らない手紙など、
地味に努力しよう。

4 表現豊かな文章を書き写してみよう。

5 心の中を豊かな言葉で発信して、
自分の脳にも他人の脳にも
感情豊かにする神経伝達物質を
分泌させよう。

column

哀しみへの共感

私は三十代で母を失ったときに、ほんとに哀しくてどうにもならない、苦しい日々を延々と送っていました。

「いつかは親を失うのは当たり前のこと」

「もっと辛い想いをしている人はたくさんいるし、これは誰にでもいつかは訪れる経験なんだ」

そう思ってはみるものの、哀しくて哀しくて……。正直、その哀しみを口に出すこともできないくらいでした。なぜなら口に出せば次の瞬間、悲しみの洪水に自分がおぼれて取り乱してしまいそうだったからです。

「こうやったら、立ち直れる」

「いつまでも悲しんでいたら、お母さんが可哀そうだ」

「何か気の紛れることをしたら？」

といったアドバイスは残念ながら、そのときの私には役に立ちませんでした。

そんなとき、私より先に最愛のお母さんを若くして失った後輩がひとこと、「自分もほんとに辛かった」と言ってくれていたのを、人伝えに聞きました。

「ああ、この私の哀しさをわかってくれる人がいるんだ……」

私の哀しみに共感してくれた、その後輩の気持ちに救われ、日々を繰り返していくうちに、私はやっと自分で立ち直る力や答えを自然と得ることができたのです。

もう一〇年以上も前の体験ですが、何よりもあの言葉に救われたことを昨日のことのように思い出されます。

第2章

データ管理脳

新しい知識を獲得し、
膨大な記憶をうまく使う脳

記憶力は年齢に関係ない!?

年齢とともに新しいことを覚えるのは苦手になるに決まっていると考えがちです。でもそれは間違いです。年を重ねても訓練すれば記憶に関係する海馬の脳細胞が増えることがわかっています。

たとえば、ロンドンのタクシードライバーについて調べた研究結果がありますが、ドライバーを始めるのが遅い場合でも、経験を積めば積むほど、道路や方角、建物の所在地がどんどん頭に入っていって、海馬が発達しているとのことです。

このことは医学や人類学にとって、たいへん大きな発見でした。この発見によって、総合的な記憶力は三十代、四十代になってから伸びる、といわれるようになりました。

若いときは試験勉強などでひたすら単純暗記をすることが必要で、またそれに専念することができたから「記憶力がいい」と思えたのですが、大人が長い年月の間に抱えていく物事の蓄積量に比べたら暗記の量はずっと少ないはずです。

大人になると、仕事はもちろん、友人との付き合いも広がり、結婚すればパートナーの家族や親戚との関係にも気をまわさなければいけません。

日々考えることはとても多く、脳のワーキングメモリーも、若いときに比べて本当はずっと多くなっているのです。ですから、記憶力は低下する一方と決めつけず努力を続けることが肝心です。

人生経験が知識力を伸ばす

知識に関してはもっと、希望が持てます。年齢とともにより増やしていきやすいです。なぜなら、単に学生時代に教科書だけで知識を増やし記憶していくのとはわけがちがうからです。

歩んできた人生での経験や年齢とともに、深くなった思考が裏打ちすることによって、より知識を広め深めることができるのです。

⑤ 記憶力

脳の集中力を鍛えよう

このトレーニングは単純な記憶力アップだけが目的ではありません。でも、会った方の名前が思い出せなかったりするとヒヤヒヤしてしまいます。

対人面だけでなく、記憶力がいいと、いちいち調べなおしたりする手間がはぶけて、仕事が楽になります。記憶力を良くするというのは、ある意味、脳の集中力の向上が第一のポイントだと思います。

第二に、何かに関連づけたりして、覚え方のコツを体得することです。それには、覚える必要があるかどうかといった取捨選択を随時できることも、記憶力向上の重要なポイントです。

記憶力の脳トレ

まず、自分の記憶力をチェックしてみましょう。最近、「あれ、あれ」が多くて言葉が出てこないという体験が多い方もいらっしゃると思います。でも記憶力とひとことで言ってもいろいろあります。記憶力の中の、何が得意で何が不得手か調べてみましょう。

□ 新しいことの入力
同時に三人の方と名刺交換。全員の名前を覚えられますか？

□ 単純記憶（ぱっと記憶する）
関係のない数字の羅列などを覚えることに自信がありますか？

□ 過去のことを思い起こす力
小学校のときの担任の先生（低学年・中学年・高学年）の名前がすぐにでてきますか？

新しいことの入力、ただ単純にとりあえず覚える力、過去のことを思い起こす力、いずれかが極端に苦手だと、困ることがでてきます。もちろん、全部苦手だと困るのは言うまでもありません。

30秒トレーニング 覚え方の方法を

◇課題——覚える工夫
①意味をなさない記号の羅列を覚える（○☆※？＋－÷×！△など）。
②知り合いの三人の人物の名前の職種と特徴を覚えよう。

◇解説——覚える方法の習得
記号の羅列は、脳の中にノートを書いて、リズミカルに覚える方法を習得すると楽になります。

名前と職種などの関連づけは、何か覚え方のとっかかりの方法を自分なりにみつけると楽になります。

3分トレーニング

記憶力をアップさせる

◇課題――覚えたものを書き出す

①一〇個の関係のない語句を最初の三〇秒で覚えて二分たったら書き出す（大根　犬　電話　コップ……など）。

②一〇人の人の名前と特徴、会社名を覚えてあとで書き出す。

③静物画を見てそこに描かれた物を覚える（視覚を記憶化する練習）。

◇解説――何かに関連づけて覚える

記憶は大脳皮質《だいのうひしつ》にあり連合野《れんごうや》というところに蓄えられますが、ここは五感などの感覚や心の状態などを統合するところでもあるので、何かに関連づけるのが、記憶力をアップさせるコツです。

五感の中では視覚や聴覚、ときには嗅覚などが記憶と関連づけるのには現実的です。別に口外するわけではありませんから、人の名前は特徴をその方のルックスから想像しやすいものと関連して覚えるのもいいかもしれません。

30分トレーニング　記銘と想起の訓練

◇課題——記銘《きめい》と想起《そうき》の両方の訓練

★記銘

縦四列、横四列に一六の席が並んだ教室があります。
そこに、動物を座らせましょう。
まずは、どの席になんの動物か記憶しましょう。
できたら、次にその動物たちに名前をつけて覚えましょう。

★想起

一週間前からの自分の食べた食事のメニューを思い出して書き出してみましょう。
その次に一週間前から会った人（個人的につながりのある人に限る）を思い出し

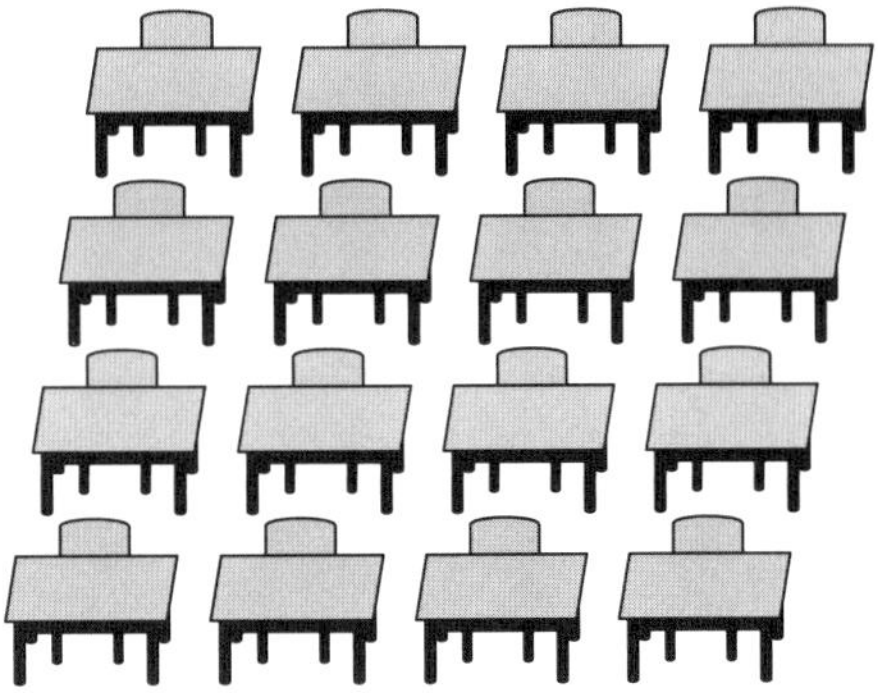

て書き出してみましょう。

◇解説――短期記憶と長期記憶

記憶力が良いというのは、新しいことを覚える記銘力が優れている場合と、以前に覚えたことを思い出せる想起力と両方の力を兼ね備えていることです。

年齢とともに、想起は得意で記銘が苦手になる傾向があります。短期記憶と長期記憶は脳の働く場所が異なりますし、使う神経ネットワークも異なります。

両方をどんどん鍛えることによって、双方の力は相乗効果で増していきます。ぜひ、両方を訓練しましょう。

想起の訓練では、そのときの感情も思い出して思考が脱線するかもしれません。素敵な幸せな記憶なら、脱線も楽しんでもらって大丈夫です。記憶のトレーニングをしながら脳にセロトニンやドーパミンが多く分泌され、脳への報酬が繰り返し提供されることになりますから、脳は大歓迎です。

記憶力の脳トレの POINT!

1 「あれ、あれ」をそのままにせず、調べて脳の神経ネットワークを復活させよう。

2 単純記憶を楽しみながら鍛えよう。

3 語呂合わせなど自分なりの覚え方を工夫しよう。

4 新しいことを覚える力、すでに覚えたことを思い起こす力の両方を得意になろう。

5 記憶力は年齢とともに衰えるわけではなく、努力でアップできる力であることをしかと認識しよう。

⑥ 知識力

いろんなことを知ろう

話がおもしろくて、ぐいぐい人を惹きつけるためには、やはり新しい話題が豊富でないといけません。ただ、ここで誤解をしてはいけないのは、いわゆる「ゴシップ」「人のうわさ話」の達人にならないこと。そういった話は一時的には、みなが傾聴してその場の主役になれるかもしれませんが、長期的には、あなたの魅力が増すどころか、マイナスになってしまいます。

多岐にわたった時事ニュースや、幅広い知識をもつようにしましょう。ひけらかすのは、よくありませんが、新たな情報をもった幅広い知識が背景にある人との会話は、人を飽きさせません。

知識力の脳トレ

まず、自分の知識度をチェックしてみましょう。これは、過去から現在までに蓄積した知識量という意味ではなく、常に知識を増やす力、と理解してください。

- □ **最新のニュースは毎日チェックしていますか？**
- □ **自分の興味がある以外の分野にも目を通していますか？**
- □ **得た知識を、人に話したりしていますか？**

日々新しい情報を入れていかなければ、脳の機能が良くなっていかないのは当然のこと。それから、限られた領域の知識ばかりでは、これまた神経ネットワークは発達しません。インプットした知識を、何かに書いたり人に話したりすることによって、より脳は鍛えられます。

30秒トレーニング

一日の始まりは見出しチェックで

◇課題——短い時間で話題をチェック

インターネットでも新聞や雑誌の見出しでもかまいません。まず、今日の話題を30秒でチェックしてみましょう。

◇解説——30秒の努力

30秒でチェックできましたか?

その日の話題を知っておくことは必要最低限のことです。だらだらとチェックせず、短時間でぱっぱっと、見る習慣をつけましょう。ある意味、速読力を要する部分もあります。

毎日、ほんの30秒の努力。できれば朝、昼、夕と習慣化しましょう。同じ30秒間でも目に入ることが多くなっていくはずです。

3分トレーニング すばやく情報を処理しよう

◇課題――テーマを読んでみよう

30秒トレーニングの中で興味のあった話題を一つか二つピックアップして、本文を読んでみましょう。もし二つできそうなら、一つはとても興味のある話題、二つ目はいつもは素通りしがちな話題にしてみましょう。

◇解説――速さを意識しよう

これも訓練。速く読んで、速く吸収できましたか?

「ニュースのピックアップ→短時間で吸収」をしょっちゅう繰り返していると、知識力がアップするだけでなく、他の多くの知識も短時間で幅広く吸収する力がどんどんついてきますよ。くれぐれもあまり真面目になりすぎず、ゲーム感覚で楽しんで続けてください。

30分トレーニング 知識を増やそう

◇課題――知りたいテーマをリストアップ

週に一度でかまいません。一冊の自作「知識」ノートづくりをしましょう。毎回、一ページでかまいません。調べたことを自分で書くでもよし、インターネットで調べたことをプリントして貼りつけるでもよし（端末への入力でも可）。

一回目は、まず、今度知識として得たいテーマを五～一〇個考えてリストアップすることから始めましょう。

◇解説――継続してやろう

「学習」と堅苦しく考える必要はありません。週に一テーマ、ひと月で四テーマの知識が着実に増えていくことは侮《あなど》れません。

脳はいくつになっても成長するのです。知識を増やして、神経ネットワークをどんどん広げていきましょう。

知識力の脳トレの

POINT!

1　毎日、最新ニュースをチェックしよう。

2　興味のある分野だけでなく、
あまり縁のない分野の知識も
つける努力をしよう。

3　毎日最低 10 分は
新しい知識の収集にあてよう。

4　少しずつでも知識を書き溜める
知識ノートをつくろう。

5　知識は、インプットもアウトプットも大事。
つづったり、まとめたり、人に話したりすると
知識量だけでなく神経ネットワークも
発達する。

column

質の高い睡眠で記憶力アップ

記憶力の低下が気になるという三十代から五十代ぐらいの方がよく、私のクリニックに相談にみえます。

ところがほとんどの方が、詳細な認知能力の検査やMRIなどの画像診断をしても異常が認められません。まず多くの方に言えることは、学生時代の単純記憶と今の自分を比較して、自分の脳が駄目になったと思い込んでいます。ほかのさまざまな能力の成長に目を向けず、ひたすら一夜漬けでも年号や数式が覚えられたことと比較しているのです。

成長や成熟とともに、調べればすぐわかるような能力はむしろ低下するようになっているのではないかと個人的には思っています。それより熟考や判断力、創造力など、ある意味、水準の高い能力が伸びるように脳はできているのではないでしょうか。

次に言えることは、睡眠不足の方が、記憶力の低下を気にしていることが多いということ。記憶には六時間以上の質の良い睡眠が必要です。四時間ぐらいしか眠らない生活で、記憶力が低下するのは、至極当然なことなのです。

一例をあげると今年の初め、ある四十代の会社員の方が深刻な表情で、記憶力の低下を訴えて来院されました。脳の検査で異常なし。記憶力のテストではうらやましいぐらいの完璧な結果。

ひとまずこれを説明すると、少し表情は明るくなるものの、まだ納得のいかないご様子。生活状況を聞くと、明らかに睡眠不足です。そこで、とにかく六時間以上寝てくださいとお話をしました。特に治療薬が出るわけでもなく当たり前の生活指導に少々不満気に帰られました。

数か月して、今度は風邪をひいて来院。すっかり、悩みは解決していて、海外転勤に向けて語学研修に励み、いきいきとされていました。自信をとりもどし、ただよく眠るようになった。これだけのことですが、輝く表情を見てこちらまで嬉しくなりました。

第3章

対応脳

変化する世の中に対応していく脳

七～八割のシステム化

子どもの頃は、未来は永遠に続くように漠然と思っていました。でも年を重ねていくと、はたと、未来は永遠なんかでなく限りがある。日々、世の中で大小の事象にどんどん対応していかないと、人生なんてあっという間に終わってしまうということに気づかされます。

社会の変化という大きな視野でも、また自分の身の回りという比較的小さな関係の中でも、起きていることを的確に把握し、柔軟に臨機応変に対応することは言うまでもなく大切ですし、この力があればあるほど、良い意味で生きるのが「楽」になると思います。

また、事象や変化をきちんと把握し、そこになんらかのシステムを見出して、よりスムーズに対応できるにこしたことはありません。もちろん、すべてをシステムとしてとらえ事務的に対応していくのは無理があります。

でも仕事も身辺の雑事も七～八割はある程度のシステム化を構築し、残りの二～三割は、マニュアル思考でぼちぼちのらりくらりと対応していくのがよいのではないかと思います。

この章では、物事を的確に把握する空間認知力、さまざまな変化に柔軟に対応する臨機応変力、物事になんらかのシステムを見出し、対応していくシステム力について、お伝えします。

⑦ 空間認知力

立体的に考える

認知症の初期診断の一つとして、図を描いてもらうテストがあります。右脳を使うこの能力は、日常生活のさまざまな場面において重要なことは言うまでもありません。道に迷わない、葉書にバランス良くメッセージを書く、……など。

それ以外にも、物事を平面的でなく立体的に考えていくのにも役立ちます。

一般的に、女性は共感力が優れ、男性はこの空間認知力が優れていると言われています。そして、この空間認知力が高いと物事をシステム化して考える力も高いと言われています。

すなわち、身の回りで起きている事象を空間的、時間的に立体的にまず把握すること。

そして、それを解析して次なる新たな展開を自分の頭で考えていくのです。

このシステム化力が高いと、「今、世の中（身の回り）で何が起きているか」→「今、世の中（身の回り）で何が必要か」がとらえられ、周囲に説得力のある意見を言うことができます。

実際、認知症などでこの力が落ちてくると、時間構成のこみいった話などが理解しづらくなります。

空間認知力の脳トレ

まず、自分の空間認知度をチェックしてみましょう。普段、意識することのない能力だと思います。案外得意なのか、そもそも苦手なのか確認してみましょう。

□ 人に見せられる地図をバランスよく描けますか？
□ 立体的な図をすぐに把握できますか？
□ 時系列もこみいった複雑な人間関係をすぐに理解できますか？

日常生活に絶対に必要な力ではありながら、案外苦手でも気づかず生活していることが多いものです。しかも昨今は、スマホやタブレットの平面的な画面をひたすら眺めている時間がどんどん増えていて、この能力が衰えがちなのではないかと心配です。

30秒トレーニング　自分の空間認知力を知ろう

◇課題——図を描いてみよう

①時計の図に時間（長針と短針）を描き込む。

九時四五分

一五時二〇分

②サイコロを二個横に並べた図、あるいは積み重ねた図を描く。

◇解説——自分で評価してみよう

両問題とも、短時間で描けますが、御自身の空間認知力の評価ができます。「なーんだ、こんなの簡単！」とすぐできた方はこの力にまず問題はないと思います。さらに、サイコロの数を増やしたりして能力アップに努めてください。

3分トレーニング　状況の把握と理解

◇課題――いろいろな図を描いてみよう

①今、住んでいる部屋の間取りを上から見た図を描く。

②最寄りの駅から自宅までの簡単な地図を描く。

③椅子を立体的に描いてみる。

◇解説――右脳を活発に

一般にこの能力の高い人は飛行機の操縦や、サッカーなどのスポーツで無駄のない動きができると言われています。

右脳の働きである空間認知力を高めることは、そういった場面のみならず、安全に快適に暮らす力を高めることにもなります。日常の歩行や自転車や車の運転でも、まず必要な力であることは言うまでもないからです。

そして、仕事などで複雑な状況を頭の中で正確に理解、把握するのにも非常に重要です。

最近、事態を把握するのに時間がかかりがちだなと思う方は、こういった訓練をいろいろなバリエーションを加えてがんばってください。

30分トレーニング 時間感覚を鍛えよう

◇課題――五年ごとの過去と未来

自分の人生と、そのときの家族の状況について過去と未来について、五年ごとに考えてみましょう。

たとえば、自分が一五歳だったとき、父は何歳で、どこでどんな仕事をしていたか。母は何歳でどんなことをしていたか。兄弟は何歳で、どういう生活をしていたか、など。

また未来については、想像で構築してみてください。

◇解説――時間という空間での認知力

これは空間認知力の応用で、時間という空間での認知力をためし、鍛えるトレーニングです。歴史を把握し理解を深めるときに、日本の歴史を学びながら、ほかの国ではどんなことが起きていたかまで把握できると、がぜん視野が広くなり考察が深まります。

この力が養われると実社会においても、より的確で広い視点かつ奥深い状況の把握ができるようになります。

空間認知力の脳トレの

POINT!

1　地図を描いて訓練しよう。

2　立体的な絵を把握する訓練をしよう。

3　立体的な絵を自分で描く訓練をしよう。

4　長時間スマホやタブレットを見るかわりに、
この訓練を繰り返しやってみよう。

5　空間認知力を鍛えることは、
複雑な事象を統括的に把握し、
バランスの良い思考ができるように
なるということを、認識しよう。

⑧ 臨機応変力

ピンチはチャンス

一緒にいて、心の風通しが良い人って魅力的です。逆に話していて煮詰まってきてしまう、融通の利かない人って残念な印象をもたれてしまいますし、本人自身も大きな局面や小さな場面で行き詰まりを感じやすいと思います。

何しろ、世の中は高速でさまざまなことが動いていますし、予定外のことが起きるのは日常茶飯事です。

いつも決まった思考回路ばかり使わずにフレキシブルに物が考えられ、何かが変化したときに対応する脳力があると、自分だけでなくて周囲の人の役にもたち、ピンチもチャンスに変えられる人になれます。

この「ピンチはチャンス」って私の大好きな言葉ですが、経験上、ただ打たれ強いとか忍耐力があるだけでは、ピンチでつぶれない力はあっても、チャンスにまで持っていけないと思います。

困難の中から今までの決めつけでない新たなアイデアが湧いてチャレンジできると、チャンスにつながると思います。

小さなことでも大きなことでも、どんなときにも臨機応変に物事に対処できるって重要ですね。この臨機応変力も、脳の使い方の訓練で獲得できます。

臨機応変力の脳トレ

まず、自分の臨機応変度をチェックしてみましょう。

- □ **融通が利かないと人から指摘されることがありますか？**
- □ **急なスケジュールの変更に、ストレスを感じますか？**
- □ **急な予定変更に対し、比較的すぐに代案を出せる自信がありますか？**

もし、あなた自身が臨機応変力に乏しいと感じるのなら、努力をして、神経ネットワークを巧みにあやつり、いろいろな状況の変化に対応できるようになれるにこしたことはありません。

30秒トレーニング　変化に対応する

◇課題——起こりうる状況で

今、この時点で、予定や状況が変わったら？　どうする？　すぐに思いつく行動は？

①企画をもっていく予定だった会社から、アポイントを断られた。

②会社の同僚の送別会をする予定だったが、肝心の同僚がインフルエンザでこられなくなったと連絡が入った。

◇解説——深呼吸をする

急な変更でパニックになるのは、論外。まずは冷静に。そして次に頭の中でほかの方向性を組み立てていかなければなりません。30秒でできること、まずはゆっくり深呼吸をどうでしょう。無駄に慌てたり、予定変更の原因となった人を思わず攻撃したりするのを避けるためにも重要です。

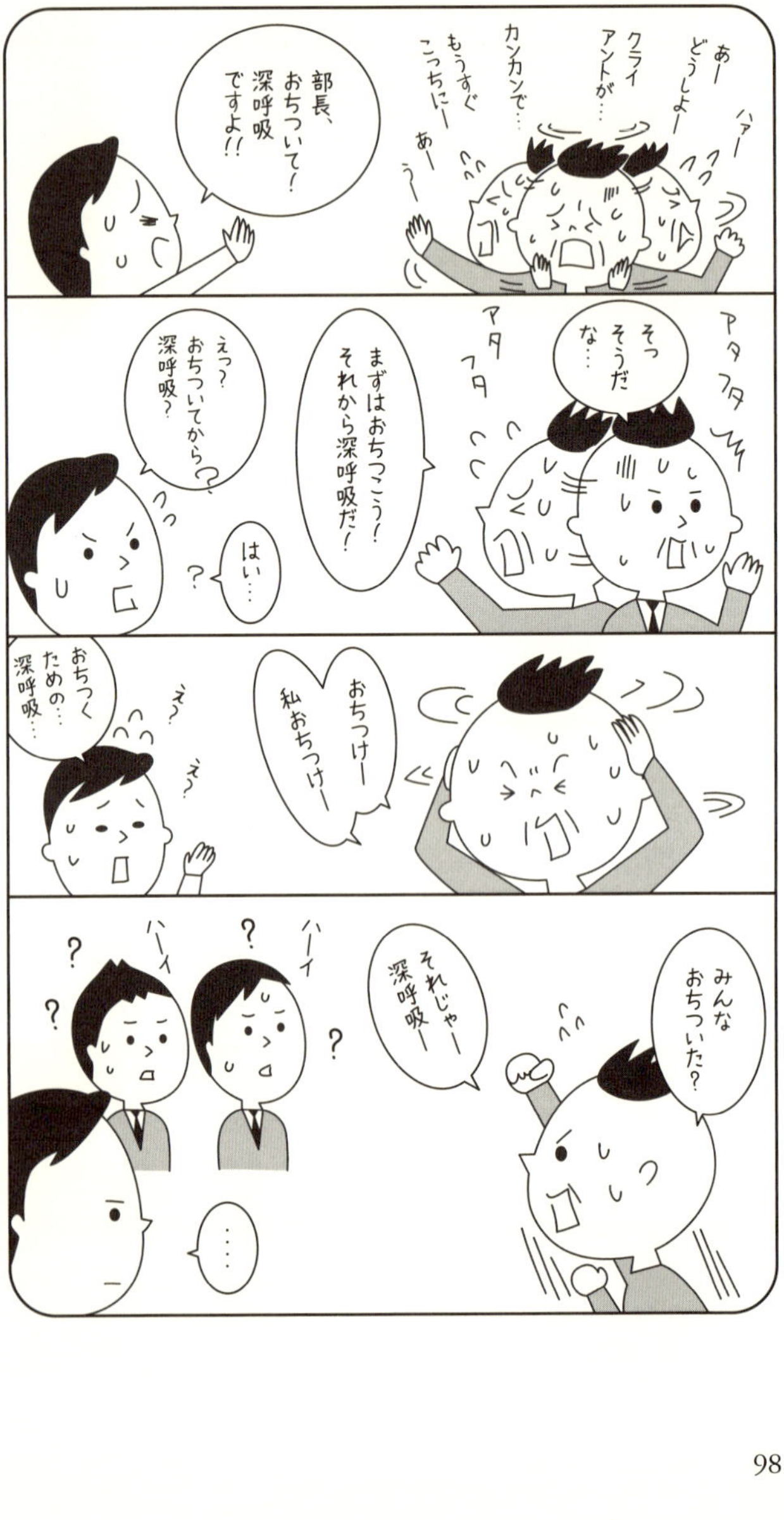

あー
どうしよー
クライアントが…
カンカンで…
もうすぐこっちにー
あー
うー
ハァー
部長、おちついて！深呼吸ですよ!!
アタフタ
そっそうだな…
アタフタ
まずはおちつこう！それから深呼吸だ！
えっ？おちついてから深呼吸？
はい…
おちつけー私おちつけー
え？
え？
おちつくための…深呼吸…
みんなおちついた？
それじゃー深呼吸ー
ハーイ
ハーイ
……

3分トレーニング
臨機応変の思考

◇課題――「切り返し」を考える

最近、予定通りにいかなかった出来事を思い出してみてください。「切り返し」を考えつくだけ、考えてみてください。

例）あり得ない設定（状況の裏返し）に対して対策を考える。

①今日起きたら、あなたは違う異性になっていました。

まず周囲にどう説明して、どうやって生活するでしょう。

②今日からあなたは、家族と一緒に今の家財道具一式とともに、サバンナで生活だ。

さて、まずどうしましょう。

◇解説――無責任な発想で良い

臨機応変にイメージできましたか？　無責任に考えれば良いのです。この無責任な発想がすぐ出てこないとしたら、ずいぶん考え方が型にはまってしまっていて、実際におかれている状況が変化したときに、思考がフリーズしてしまう可能性があります。

毎回毎回、正解を一つだそうという考え方をする必要はないのです。むしろ、多くの選択肢をできるだけ早く思い浮かべることができることが重要です。

30分トレーニング　行き詰まりを打破しよう

◇課題——違う角度から

いま、自分の人生で何か行き詰まっていることはありますか？　もしあれば、その問題を解決するために、いつもと同じ思考回路ではない別の柔軟な考え方があるか探してみましょう。

◇解説——対応能力のある脳に

ここは、困っていることや悩んでいることを、いつも通り考え込んでしまってはいけません。いつもと違う考え方があるということに気づくのが目的です。

そもそも予定通り何もかも進む人生なんてあり得ません。小さいことでも大きいことでも、予定外の状況に臨機応変に脳が対応していく力を身につけましょう。逆に新たな考え方をしたことで、大きく飛躍するチャンスを見つけることのほうが多いと思います。

臨機応変力の脳トレの POINT!

1　いきなり状況が変わったら、
まずはゆっくり深呼吸をすること。

2　ときどき、状況が急に変わる
イメージトレーニングをしてみよう。

3　イメージトレーニングのさいは、
無責任な思考をしてみよう。

4　常に多方向性に神経ネットワークが
広がる訓練をすれば、
臨機応変力はついていく。

5　実生活で臨機応変に対応できたら
ピンチをチャンスに変えた勝利者として
成功体験で自信をつけていこう。

⑨ システム化力

広い視野で

当たり前のことですが、時は常に流れています。そして現実社会で起きている物事は時間的にも空間的にも複雑です。どんなときも視野狭窄《きょうさく》に陥らず、複雑な状況をクールに把握できることは有能な人の第一条件です。

事態が把握できないことには、対策のたてようがありません。

これは、グローバルな仕事をしている会社に限ったことではなく、小さな職場でも、そして家庭でも同様のことです。そういった複雑な状況を時間的にも空間的にも把握するには「空間認知力」が必要です。

そして、把握した状況を頭の中で整頓し、より多くのことを処理できるようにするのが「システム化力」です。

頭の中の整頓

世の中の全部とは言いません。でも、かなりの部分は一定のシステムが存在します。機械工学や電気工学、コンピュータを想像するかもしれませんが、一般的な仕事はもちろんのこと、人間関係、ときには子育てにもシステムは存在します。

新しい企画のプレゼンテーションを例に考えてみましょう。

まずは、既存の事実の規則性などを情報として認識する。そしてその秩序を基に新たな規則性を打ち出し新たなシステムをつくり、それをわかりやすく人に伝えることが鍵だと思います。

会社の組織づくりについても、システムづくりは重要ポイントですね。子育てや交友関係に関しても、ときにはそういった思考が必要な局面もあります。一定の喜びやご褒美の報酬があると、子どもが頑張れるというパターンを見出し、それを目標に声がけして、子どもの努力を促す。これも一つのシステムです。

一般的に女性は男性よりこのシステムづくりが苦手な傾向があります。すべてをあてはめようとぎすぎすはしてほしくないですが、頭の片隅において心がけると、思いがけず、頭が整頓されて、物事が楽に遂行しやすくなるかもしれません。

システム化力の脳トレ

まず、自分のシステム化力をチェックしてみましょう。そもそもシステム化力と言われてもぴんとこないというのが、正直なところかと思いますが、きちんと事態を把握し、スピーディーに物事を遂行していくのには、重要な力です。

- □ **物事を広い視野でとらえるのが苦手ですか？**
- □ **情報量が多いとごちゃごちゃして、思考回路が混乱することが多くありませんか？**
- □ **一定の特徴や規則などを把握せずに、ひたすら強引に物事をすすめることが多くありませんか？**

システム化力なんて、そんな簡単な話ではないし、できれば苦労しないさ、というのが正直なところだと思います。しかしながら、これも地道な努力をしていれば、苦手な人も培えない力ではありません。そもそも案外「システム」の存在すら認識せずに生活していることが多いものです。この認識ができたらまず少し成長したと考えてください。

30秒トレーニング　ピックアップから始める

◇課題——特徴・共通点を見出す
物事（事象）の特徴をまずピックアップしよう。
①自分が好きな洋服の特徴
色、柄、デザイン、○○風……など。
②自分がよく行くレストランの特徴
場所、店の雰囲気、客層……など。
③最近不愉快に思った出来事
気持ちがうまく通じない。誤解される。
決めつけたことを人に言われる。

束縛される。礼儀がない。

システム思考の第一歩は、物事の特徴や共通点をピックアップすることから始まります。

◇解説——心の中はシンプル？

こうやって考えてみると、思っているよりも、一定のパターンが見出せてきませんか？

世の中で起きることや人の考えや動きというのは、すぐにはとらえられないかもしれませんが、案外自分の心の中というのはシンプルだということに気づかされます。

3分トレーニング　ビジネスシーンのシステム化

◇課題——架空プロジェクト

一〇人のメンバーが、新しいプロジェクトを立ち上げます。情報収集、企画立案、話し合い、決定という流れですすめましょう。メンバー構成や流れを二パターン考えてください。

◇解説――日常でも役立つ

二パターンがすぐに頭に浮かびましたか?

たとえば、迅速に解決する場合と、時間がかかっても慎重に遂行する場合とでは、人数の配分や流れのフローチャートも違ってくると思います。システム思考はビジネスの場面だけでなく、家事や身の回りの整頓でも役にたちます。

どう、効率よく綺麗にしあげるか。身の回りのこまごましたものの形態的特徴や使う頻度などで、仕訳をして整頓していく。身近にあるシステム思考です。脳の思考パターンというものは、ある程度、習慣や周囲の方たちの影響でフレキシブルなものです。いつものパターンにとらわれずに、考えてみましょう。

30分トレーニング

どうすれば良くなるか

◇課題――身の回りのシステム化

自分の身の回りでシステム化できることがあるか？　あれば、どうしたらシステム化できるか？　考えてみましょう。

①食事のレシピの整理

食材ごとに整理する？　主食、副食、スープ類などに分類する？　どうしたら、レシピに悩んだときにすぐに決められるか。

②行きたい店のリストの整理

場所で選ぶリストと、お店の種類で選ぶリストなどをいくつかつくってどう管理するか？

③本の整理

などなど。自分に関することでも、自分に関係しないことでもよいです。

◇解説――ぐんとスムーズになること

世の中で、成功している会社は、案外シンプルで単純なことを成し遂げています。そういった事業を何か探せましたか？

たとえば、ハンバーガーショップ。定番のメニューと限定メニューという恒常的なものと、常に変わるものがシステム化されています。働いている方たちの動きもどこのお店に行っても、人の動きとはいえ、かなり体系的に、統一性を持っていますね。

身の回り、たとえば家庭内に目を向けてみましょう。食材の管理や献立がきちっとしていると無駄がなく、経済的です。掃除に関しても毎日やることと、週に一度やること、月に一度でいいことなどがきちんと把握でき、システム化できていますか。

ゆっくり時間があるときに考えてみて、一つでも新たなシステムがつくれれば、生活しやすくなり、大きな前進です。同様に仕事でも、何かシステムに乗せるとぐんとスムーズになることを考えてみてください。

システム化力の脳トレのPOINT!

1 システム化できることはないかという
目をもって生活してみよう。

2 物事の特徴や共通点を
ピックアップしてみよう。

3 システム化する力があると、問題の
解決のみならず、新しいことを生み出せる。

4 システムを考えることは、
脳の機能全体の大きなアップにつながる。

5 システム化が得意だと、
公私ともに「できる人」と認められ
評価が間違いなく高まることを
モチベーションにがんばろう。

第4章

クリエイティブ脳

好奇心豊かで、新しいことを創造する脳

好奇心のセンサー

仕事の場面ではもちろんのこと、プライベートや遊びの場面において、プロジェクトの進行が停滞してしまったり、雰囲気が煮詰まってきてしまったとき、ナイスアイデアを提供できる存在ってすごく貴重なのは言うまでもないことです。誰だってそんな存在になりたい。しかし、こればかりは天性のもの、とどうかあきらめないでほしいです。トレーニングや努力で獲得できる要素もたくさんあります。

まずは日々、好奇心を持って生活をすることが大事です。

好奇心のセンサーをはって生活していなければ、思考回路がいつも同じになりがち。下手をすると、同じ回路にはまっていることさえ気づくことがなくなってしまいます。これでは、新たなアイデアが湧くはずもなく、日常の繰り返しだけで精一杯の人生になってしまいます。

まずは、新しいことを知りたい、知見を広めたいという好奇心の目を持ち、生活するように意識しましょう。

しかしながら、どんどん新しいアイデアを湧かせるのには、じつは新しいことだけでは駄目なのです。矛盾するようですが、新しいものを探す好奇心力をもって、既存のことに目を向けることが重要です。

アメリカの広告業界の第一人者だったジェームス・W・ヤングは自著の中で「アイデアとは既存の要素の新しい組み合わせ以外の何ものでもない」と言っています。全く何もないところから何かを生み出すなんて、到底無理と思い込んでいますが、そう言われてみると、確かに斬新だ、アイデアの賜物だと思うものって、意外な組み合わせが斬新ということに気づかされます。

たとえば、アメリカ人セレブがこぞって豪邸に備えたいものとして、日本のトイレ！があります。そう温水洗浄便座のことです。これって、トイレとシャワーを結びつけたものですよね。まさに、こんなのあったらいいよねえ、というものを、既存のものの組み合わせでつくることによって現実化したものです。

新しいアイデアなんて、自分には無縁と思い込まず、ぜひ新しい組み合わせを考えてみてください。

どんなことにも対応できる人

アイデアを提供できることと同じくらい大切なのが、決まりきった物事を違う角度や切り口から見られること。どんな事態に陥っても、柔軟に臨機応変に物事を考えられる創造力です。

物事が予想通りにいかないのは、仕事でもプライベートでも日常茶飯事。ここをどうスムーズに打破する力を持つかも、周囲から一目おかれる「きらり輝く人」になるための重要なポイントです。

⑩ 好奇心力

新しいワクワクが脳を活性化

好奇心を持ち続けるということは、当たり前のようで意外に難しいことでもあります。誤解してはいけないのは、人のことを詮索《せんさく》したり、重箱のすみをつつくような好奇心は、ここで言う好奇心とは違い、趣味の良いものではありません。

外に向けた好奇心こそ、その人の深みを増すことができます。そもそも、脳は退屈なことやパターン化したことが大嫌いで、同じことを繰り返していると、脳の活動性が低下することが研究から明らかです。

常に脳を若々しく、そしてさらなる成長を期待するなら、どんどん新しいことに目を向けてワクワクしていることがとても重要です。

好奇心力の脳トレ

まず、自分の好奇心度をチェックしてみましょう。これは、いつも前向きに生活しているかをチェックすることにもなります。

- □ **何か新しいことを知りたいとワクワクする気持ちがありますか？**
- □ **知的好奇心を持っていますか？**
- □ **自分自身を高めることを目的とした好奇心を持っていますか？**

好奇心度は心の元気度とある程度比例しています。実際、元気がなくて落ち込んでいるときは、あまりこんな気持ちも起こらないはず。もしそんな状態だったら、逆に少しでも何かに好奇心を持つことによって精神状態を改善することもできるので、好奇心づくり（探し）をしてみましょう。

30秒トレーニング　自分の「知りたい」に気づこう

◇課題――あなたの知りたいことは

自分の仕事や生活環境と関係ないテーマについて、知りたいことを三つリストアップしましょう。

①（　　　　）

②（　　　　）

③（　　　　）

◇解説――知りたいことを探すのが重要

このテストはできるかどうかでなくて、好奇心を実際に湧かせるためのものです。

もし、簡単に三つ浮かぶようでしたらさらに三つ考えてみましょう。小さなテーマでも大きなテーマでもかまいません。逆に、三つ出すのに苦労するようでしたら、明らかに好奇心力が低下しています。

好奇心を持ったからには、必ず調べなきゃいけない、手をつけなきゃいけない、なんて堅苦しく考えずに、ある意味、いい加減でもいいんです。あれも知りたい、これも知りたいという気持ちを培いましょう。

3分トレーニング テーマを掘り下げる

◇課題――どのようにテーマを掘り下げるか

いつもは縁の無いテーマに関して知見を広める手段、そして目的をそれぞれについて考えてみましょう。

◇解説――テーマへのアプローチ方法

例）思想史↓まずわかりやすい本を探す。購入する。

目的は、先人たちが考えた「思考」を知ることによって自己探求をしたい。

例）調味料の種類↓ネット検索。本の購入。料理関係の仕事をしている人から知識を仕入れる。

目的は、食べることに興味があるので、調味料についてより知見を高めたい。そして、人に話したい。

探求、調べる手段（ツール）を多く持つことも、好奇心力を高めるために大事な力です。

30分トレーニング 好奇心と向き合う

◇課題——新たな好奇心の対象を見つけよう。

新聞の下のほうにある新刊広告、ネットサーフィンでもかまいません。

◇解説——30分ぐらい見て、「知りたい」というテーマが五つ以上見つかりましたか？

そのままにしないで、自分が反応したものを、ぜひ日付とともに書き留めてください。

常に新たなことに反応する感受性が培われます。

時間のあるときに、本屋さんや図書館、またはネット上でもかまいませんから、ピックアップしたことについて、より多く深い情報を仕入れてください。

好奇心力の脳トレの

POINT!

1 好奇心力はある程度心の元気度と
比例することを認識しよう。

2 人の詮索やうわさ話は
脳に役立つ好奇心ではない。

3 自分自身を高めるため、
視野を広げるための好奇心力を高めよう。

4 好奇心を満たすための手段や
目的について考えてみよう。

5 好奇心をたくさん持つ⇔脳が元気になる、
の良いサイクルをどんどん活性化しよう。

⑪ 創造力

思考回路を増やそう

クリエイティブな仕事をしている人はもちろんのこと、どんな仕事をしている人でも創造力の豊かさって誰もが手に入れたい能力であり、憧れです。むしろクリエイティブな仕事に携わってない方こそ、普段まったく鍛えてなくて苦手意識が高いかもしれません。

仕事の場面はもちろんのこと、プライベートでも創造力が豊かな人との会話は、刺激的で人を惹きつけます。でもいくら斬新なアイデアだって突然、脳の中に何にもないところから浮かぶのではありません。

大脳皮質の莫大な記憶の倉庫から、いかにアイデアの元となる事象を引き出してきて、それを基盤として思考を拡大していくのかなのです。

その拡大が予想外で柔軟に広がる。ときには飛躍する。しかもその思考の展開がスピーディーであればあるほど、創造力はより豊かで周囲にインパクトを与えるものとなるでしょう。

いつも同じワンパターンの思考は、いつも同じ神経ネットワークしか使っていないのです。創造力を発展させるためには、脳の記憶のきちんとした整理を基盤として、ときにはめちゃめちゃとも思えるネットワークも必要です。

創造力の脳トレ

まず、自分の創造力をチェックしてみましょう。普段、まったく自分とは無縁、そもそも考えたこともないという方も多いのではないでしょうか？

□ **お決まりのパターンをなぞるほうが安心でよいと決めつけていませんか？**
□ **何か新しい企画を考えることに、苦手意識がありますか？**
□ **そもそも何かクリエイトするなんて自分には無縁と思っていませんか？**

多くの方が苦手意識が強く、あきらめ感があるのではないでしょうか？　でも、ここでは、それを仕事にしよう、とか、人に話そうと考える目的ではなくトレーニングをしてみましょう。

この力が少しでもあれば、いろいろな局面で脳の力を底上げしてくれるはずです。

30秒トレーニング　現実から離れてみよう

◇課題――新しい自分に出会う

①今日の気分であなたの新しい名前を考えてみる。

②あなたの住む家の部屋をもう一つ増やしてみる。

瞬間的にイメージをつくれましたか？

いつもの習慣を簡単に打破できましたか？　部屋の形も色彩も自由自在。非現実的な家具が置いてあったっていいのです。

◇解説――脱・固定概念

このトレーニングに正解なんてありません。固定概念にとらわれず、フレキシブルに考える習慣をつくることが第一目標です。

電車に乗っているときや隙間時間に、気軽に楽しんでください。また、そこからいろいろ枝葉を伸ばして考えていくのも楽しいものです。

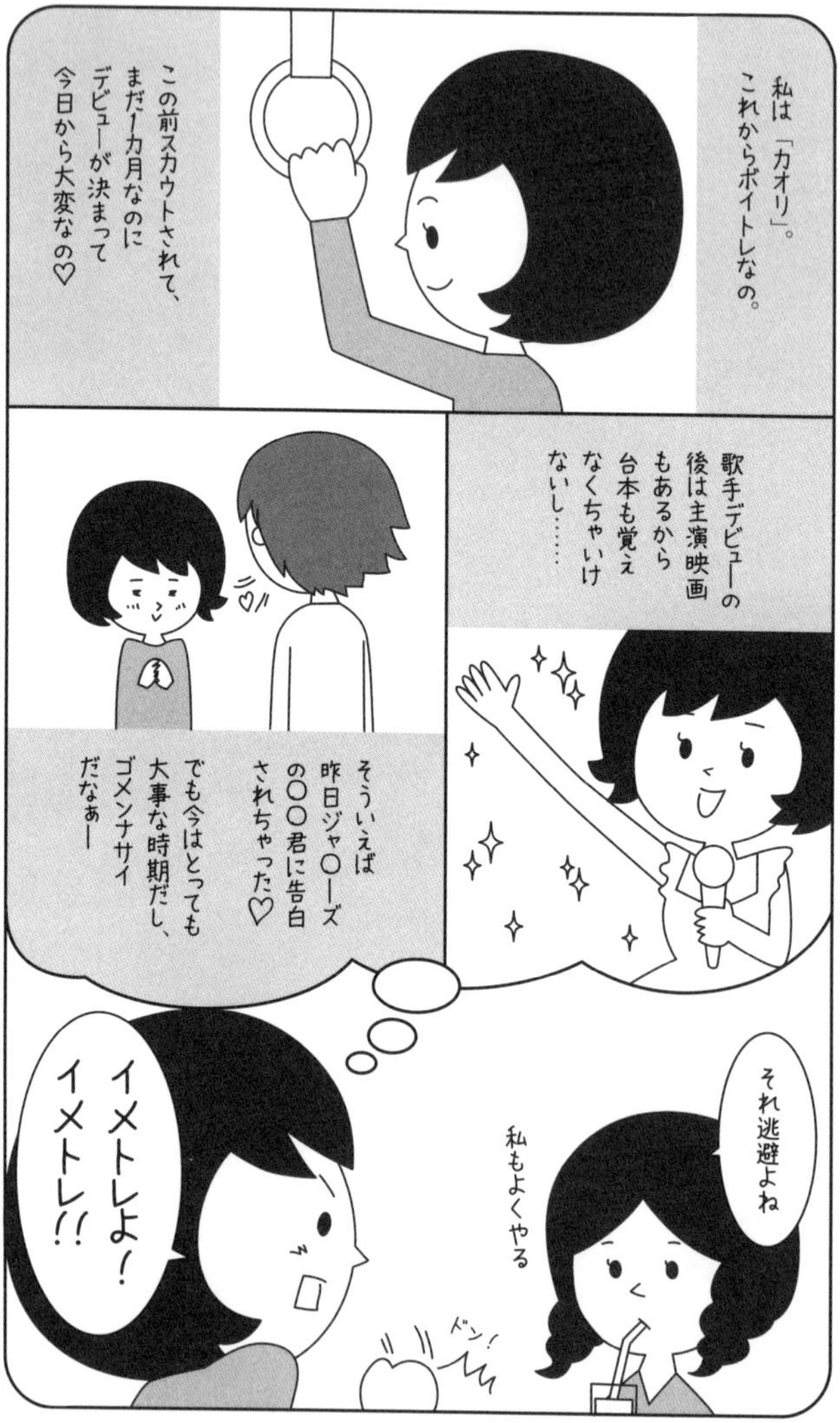
私は「カオリ」。
これからボイトレなの。
この前スカウトされて、まだ1カ月なのにデビューが決まって今日から大変なの♡
歌手デビューの後は主演映画もあるから台本も覚えなくちゃいけないし……
そういえば昨日ジャ○ーズの○○君に告白されちゃった♡
でも今はとっても大事な時期だし、ゴメンナサイだなぁー
それ逃避よね
私もよくやる
バン!
イメトレよ!イメトレ!!

たとえば、新しい名前の自分が新しい会社に行って過ごす一日を考える……など、現実の生活から少し離れて想像してみましょう。

3分トレーニング　脳のネットワーク

◇課題――コピーライティングしよう

①自分のキャッチフレーズを考えてみよう。

歌手やタレントさんの売り出しコピーみたいにつくれましたか？　別に人に見せるわけではないので、思い切って、自分を売り出すキャッチフレーズをつくってみてください。

②理想の国のコピーをつくってみよう。

◇解説――何でもありの遊び感覚で

あなただけの秘密ですから、思う存分、大風呂敷を広げていただいてかまいません。新しいことを考え出す力の元は、案外、自分の中の潜在的な考えにあるような気がします。その潜在的にある考えを無責任に脳のネットワークを使って広げちゃいましょう。こんな遊び感覚で、自分の考えを広げられたら、新しいことを創造する力ができてきます。

新しい発想って、別に宇宙から指令がくるわけではありませんよね。あなたの脳の中にある考えや知識が思いがけない形で出て、他の思いがけない事象と結び付くときにできるのです。要するに脳の中で、知識を引っ張り出し、つなぎがうまくいくことだと思います。

30分トレーニング 拡張してみよう

◇課題――イメージを広げてみる

①「家族」をテーマに自分の家族を使った一五秒コマーシャルを考えよう。
②好きな本の帯（キャッチコピー）をつくってみよう。
③人生の分岐点で別の選択をしたと仮定して自分の別の人生をつくってみよう。

◇解説――脳が喜んでいる感じ

楽しんでできましたか？　案外、自分って創造力があるかも？と思えませんでしたか？　普段、あえてこの力を使っていないだけで、自分には縁の無い力だと決めつけがちです。ここは、どれだけ「お茶目」に楽しむかが目標で、堅苦しく考えないでください。楽しみながらフレキシブルな思考を働かせることに、脳が喜んでいる感じが実感できたら、こっちのもの。ぜひ神経ネットワークをどんどん広げ伸ばし、クリエイティブな人になってください。

創造力の脳トレのPOINT!

1　固定概念を取り払う
思考回路を発達させよう。

2　極めて無責任な発想をどんどんしてみよう。

3　トレーニングというより、
ゲームとして楽しんで鍛えよう。

4　何かを創造する力は、脳に達成感という
大きな報酬を与えやすい力である。

5　何かを創造するということは、
無から何かを生むより、
既存のものに思わぬつながりを
もたせるものだと認識しよう。

第5章

タフ脳

困難にも負けず生き抜く脳

人生に苦労はつきもの

苦労の無い人生なんてあり得ないです。

先日も、ある四十代の患者さんが言いました。「先生、次から次に大変なことが起きて、人生ってなんでこんなに大変なんでしょうか?」と。

本当にその通りだと思います。

私自身も、現在のクリニックを独立開業して間もなく、離婚問題が起きました。軌道に乗る前ですから、経済的問題を抱えながら、当時中学生と小学生だった二人の子どもを抱え、がむしゃらに働き、四年に及ぶ離婚紛争に心身をすり減らして、倒れてもおかしくない日々でした。

でも、乗り越えられたことに私は今、誇りをもっています。

その日その日の目の前にあることを、一つずつ一つずつこなす。頭の中が悩みや心配事でヒートアップしないように、いつもクールダウンする時間を持つ。そして、きちんとしたご飯を食べてよく寝るという当たり前のことをとても大切にする。わかりもしない先々を無駄に予想して不安に思うことなく生活する日々をただひたすら繰り返していたと思います。

このストレスを乗り越えたことによって、自分は苦しいときを乗り越えることができる成功体験を得ました。

そして、今も正直、苦労の連続です。決して、今後も私はすべての苦労を乗り越えられると言える自信がパーフェクトにあるわけではありません。

でも、人生に苦労はつきものと、ある意味の開き直りをもって、その日その日をこなしています。

時にはどんよりとした気分になることもあります。でも跳ね返す力を身につけました。

⑫ ぼーっと力

脳を休ませること

意外かもしれませんが、不安が強かったり身体のさまざまの不調を訴えて病院を受診する人の多くが「ぼーっとする」ことを忘れていらっしゃいます。

そもそも、ぼーっとするってどんなことだろう？　仕方もわからなくなっているのです。だけど、階段を上るのだって「踊り場」がありますよね。脳を成長させていくためには、脳を休ませる〝時間〟が絶対必要です。

実際、私が知っている天才肌、素晴らしい業績を上げた方ってときどき、笑っちゃうくらいぼーっとしていることがよくあります。

ある天才トレーダーさんは、ホームパーティのさい、ビア樽からビールを注ぐ役を引き受けてくださいましたが、ときどきぼーっとして周囲一メートルがとんでもないことになりました（笑）。

ある学者さんは、一緒に仕事をしたときに、よくパソコンの前でぼーっと三〇分くらい固まっていました。てっきり何か考えていたのかと思ったら、何も考えていませんでした（笑）。

本当に驚くほどぼーっとしているのです。このぼーっとする力も実力のうちなんだということがわかりました。アクセルをかけ続けていたのでは、脳は疲れてしまって本来の機能を発揮できなくなりますし、のびしろもなくなって発展もできなくなってしまいます。

脳の健康を保つため、脳の力を伸ばすために、ぼーっとするのも才能！

ぜひ、身につけてください。

さまざまなことに追われている。いつもいつも頭の中はぱんぱん。そんな方は、さあ、ぼーっとしてみましょう！

ぼーっと力の脳トレ

まず、自分のぼーっと力をチェックしてみましょう。ぼーっとすることに力とか能力とか関係ある？って思いますよね。でも、これが脳のために重要なことなんです。

□ ぼーっとすることに罪悪感を感じていませんか？
□ 最近、ぼーっとした時間がありましたか？
□ いつもいつも予定をツメツメにしていませんか？

ここで強調しておきたいことは、疲れ果ててぼーっとするのではなく、積極的、あえてぼーっとすると理解してください。それを前提に考えて、ぼーっとする習慣がなかったり、そもそもぼーっとするなんて時間の無駄と思うようであれば、ここで少し「積極的にぼーっとする」ことは、脳に良いという新たな認識をもってください。

30秒トレーニング 脳にブレーキ

◇課題——ぼーっとしてみる

はい、今からぼーっとしてみてください。

空《くう》を見るでもよし、壁をぼんやり見つめるでもよし、好きなようにぼーっとしてください。

◇解説——ぼーっとリラックス

ぼーっ、ぼけーっ、ぽかーん、ぼんやり……どれでもよいです。要は脳にブレーキがかけられましたか？

できれば、ぼーっとしながらゆっくり呼吸もしてみてください。セロトニン優位になって、なんだか安心した良い気分になるはずです。

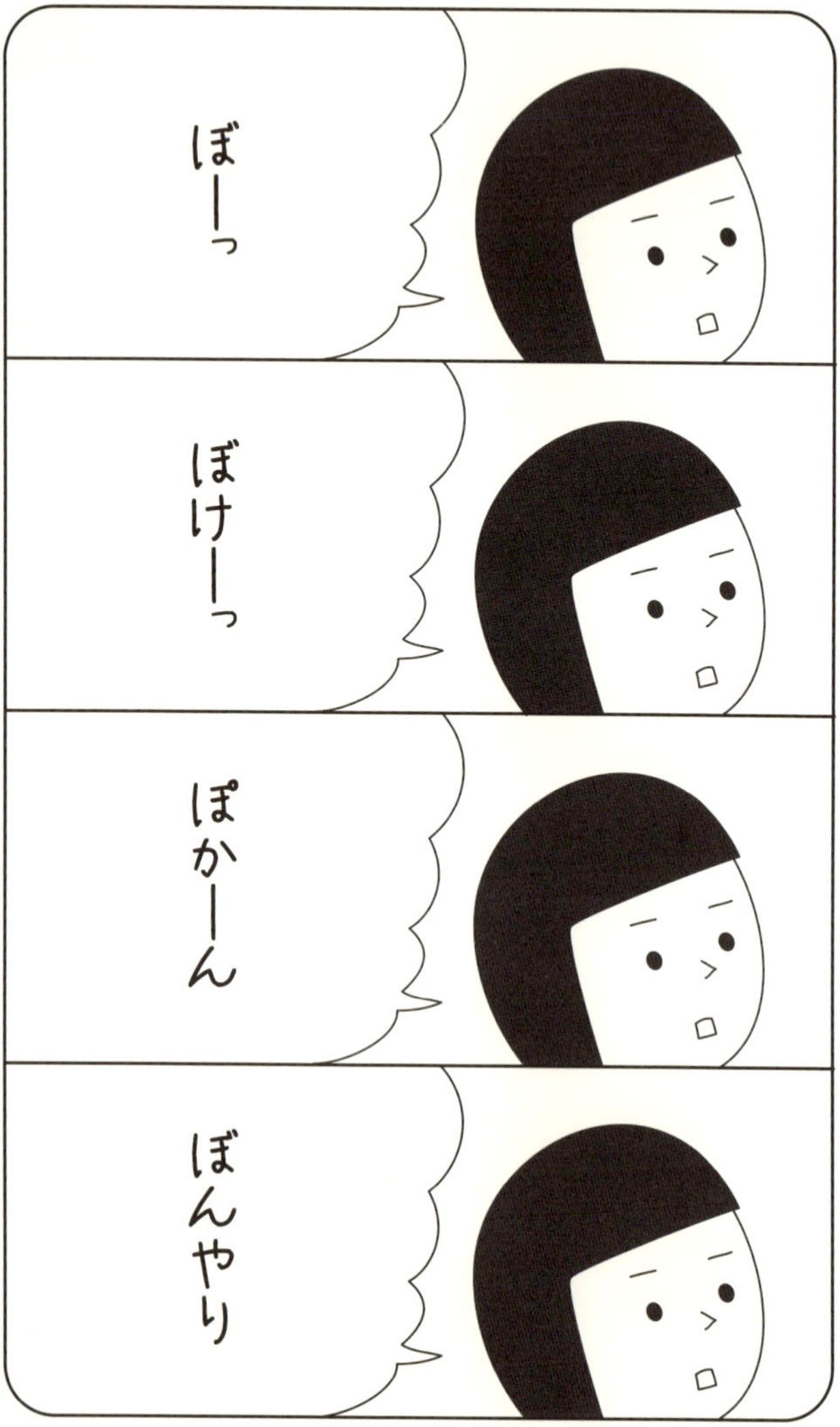
ぼーっ
ぼけーっ
ぽかーん
ぼんやり

3分トレーニング　脳のリフレッシュ

◇課題――長めにぼーっと

今度はもう少しゆっくりぼーっとしてみてください。

◇解説――脳をいたわる

ゆっくり呼吸をしながらぼーっとできましたか？　なんだか、脳がいい気持ちになるのがわかりましたか？　感覚的に覚えられると、意識しなくても、積極的に〝ぼーっと〟を生活に取り入れられるようになります。

脳は気持ちの良いことが大好きですから。これが、まめにできると、脳はリフレッシュできていいですね。

脳がいつも、フルマラソン状態では、せっかくある記憶も引っ張りだせないし、新しい企画も湧きません。また、あなたに接した人も、なんとなく余裕のなさを感じかねません。

ぼーっと力の脳トレの

POINT!

1 疲れたからぼーっとするのではなく、
積極的にぼーっとすること。

2 いつでもどこでも、ぼーっとできるのも訓練。

3 ぼーっとしながら
ゆっくり呼吸をする習慣をつけること。

4 忙しいときこそぼーっと時間を持って
脳の働きを良くしよう。

5 テンションが上がっているときも
下がっているときも
あえてぼーっとする時間を持つことによって
脳の調子が良くなることを心得よう。

⑬ 心を整える力

自分の心の状態を客観的に見られるように

いくらさまざまな能力が高く、多くの業績を上げていても、そのときによって機嫌の善し悪しがあり、接する人をびくびくさせたり、不安な気持ちにさせるようでは、何だか接するのが怖くなります。それではせっかくの能力や魅力も半減してしまいます。

何より、自分自身が自分の感情の不安定さに振り回されるのは辛いですし、持てる能力を発揮できません。

長い人生では、辛いこともあれば、耐えがたい退屈な日々が続く日々も当然あります。むしろそんなときが無い人生なんて存在しないと言えます。

どんなときも心穏やかにすごせる技術を身につけることは、ある意味において人生の勝者になることかもしれません。

まず、自分の心の状態を客観的に見られるようになるだけで、この力の多くの部分を身につけたといっても過言ではありません。

多くの気分障害は、自分のとらえ方の偏りやゆがみ、こだわりから生じているものです。ぜひ、自分のとらえ方の偏りやゆがみをなおす方法を、トレーニングで取得してください。

心を整える力の脳トレ

まず、自分の心の具合をチェックしてみましょう。日々、あるいは刻々と感情は変化しているものですが、あえて立ち止まって評価してみましょう。

□ **最近の二週間のうちにひどく落ち込んでいる日はありましたか？**
□ **自分の感情に振り回されるときはありますか？**
□ **自分の感情をコントロールできずに人に迷惑をかけてしまったことがありますか？**

もし、いずれか二つ以上該当するようであれば、現在のあなたは自分の感情がコントロールできなくて疲弊している可能性がありますね。上手にコントロールして穏やかに暮らしていくのが大きな課題だと思います。どれにも該当しない方でも、今後その状態が長続きできるようにトレーニングしてみてください。

30秒トレーニング 心の状態を知ろう

◇課題——心のポジション

まず、今の自分の心のポジションを評価してみましょう。

上々機嫌で絶好調を「上の上」。

まあまあ普通だなあ、を評価するなら「中の中」。さて、今の自分の心はどの状態にありますか?

◇解説——今日という日の幸せ

どんな方でも、悩みやストレスはつきもの。でも、今日という日が無事に生きて迎えられている。これだけでも、どれだけ幸せか、ということを思い出してみてくださいね。

3分トレーニング　ゆがんだ思考があなたを支配している可能性

◇課題――チェックしてみよう

当てはまるものにチェックしてください。

□　①白か黒の思考の有無

身の回りの出来事や自分の評価に関して、常に白黒はっきりさせなければいけないと考えていませんか？

たとえば、友人や家族に対するあなたへの感情について、はっきりしない中途半端でとらえどころの無い感情の存在を否定していませんか？

好きか嫌いかはっきりしなくては、許せるか許せないかはっきりしなくてはいけない……と自分を追い詰めていませんか？

□　②拡大解釈・過小評価の有無

たとえば、現在の仕事の価値について。この仕事がすべてだ、と決めつけていたり、逆に何の価値もなく自分の将来につながらないと決めつけていませんか?

持病があって通院していることに関して、自分の人生に取り返しのつかない十字架を背負っていると決めつけていませんか?

□ ③「すべき」思考の有無

家族に対して、自分は家族の構成要因として、こうすべきだ、でなければならないと決めつけていませんか?

たとえば、子どもを育てるにあたって、知識不足や経験不足な部分、あるいは時間不足なのに、自分は親なんだから「こうすべきなんだから、がんばらなければならない」と、決めつけていませんか。

□ ④結論の飛躍の有無

きちんとした証拠がないのに、物事を否定的にとらえて決めつけていませんか。

たとえば、物事が良くない方向に向かっていると思い込んでしまいませんか。

□ ⑤レッテル貼りの有無

あの人は、こういう人。この仕事は、文系出身者には無理。いつもいろんなことに、まずはレッテルを貼っていませんか。対人関係に関しても、よく知らない人のことを、第一印象だけでその人の評価を決めていませんか。

常にレッテルを貼る思考回路で生活をしていると、柔軟な思考が妨げられて、大きなことでも小さなことでも思い通りにいかない局面で、すぐ挫折感を味わってしまいます。

◇解説——ゆがんだ思考

あてはまるものがあれば、それはある意味、ゆがんだ思考があなたの脳を支配している可能性があります。もちろん、あなた自身は自分の考えがゆがんでいるという自覚がないのかもしれません。

でもこのゆがんだ思考は、あなたの気持ちを穏やかでなくさせている原因でもあり結果でもあります。まずは、そういった思考に自分が陥っていることを認識してみましょう。

参考文献　David D. Burns, M.D., *Feeling Good – The New Mood Therapy* (New York: William Morrow & Company, 1980. Avon, 1992)

30分トレーニング 気持ちを楽に

◇課題――ゆがんだ思考を変える

いま、あなたが悩んでいることはなんですか？　その悩みのとらえ方で、ゆがんだ思考はありませんか？　ゆがんだ思考を見つけられたら、その思考を変えられないか、よく考えてみてください。

◇解説――楽になる見通しができる

悩みの中に、すぐにいくつもゆがんだ思考が見出せなくても安心してください。ゆがんだ思考のいわば片鱗でも見出せたら、こっちのものです。それだけで、悩みを客観的に評価できるようになっているという大きな進歩です。

その次に、自信がなくても、思考を変えられたときを想像してみてください。

ここまでできれば、たとえその悩みが状況的に解決できないものでも、とらえ方を変えて気持ちが楽になる見通しができてきたと考えてよいでしょう。

心を整える力の脳トレのPOINT!

1 自分の心のポジションを冷静に評価できるようにしよう。

2 ゆがんだ思考に気づこう。

3 思考のゆがみを見つけたら、考え方を変えてみよう。

4 自分に無いことばかりに目がいっていたら、自分にあることに目を向けよう。

5 いつも心を整える力を持ち、人生のどんな局面も心地良く幸せに生きられることを目標にがんばろう。

⑭ ストレス耐性力

獲得していく力

残念ながら人生には避けられない困難は、つきものです。家族や親しい人の死や失恋、健康を失うなどの喪失。自分では避けられない事態によって起こるやり場のない怒り。これが無い人生なんて決してあり得ません。肝心なのはそういった困難、言いかえればストレスを乗り越える力が強ければ、よりいきいきとした時間を多くもつことができます。

生まれつきストレスに強い、すなわちストレス耐性がある人なんていないでしょう。これは獲得していく力だと思います。

ストレス耐性力の脳トレ

まず、自分のストレス耐性度をチェックしてみましょう。

- □ **過去にストレスに負けたな、ということがありますか？**
- □ **ストレスは避けたり、逃げたりするのが一番と思っていますか？**
- □ **できればストレスゼロの人生を歩みたいと思っていますか？**

ストレスを歓迎しようと言っているわけではありません。ただ、繰り返しますがストレスの無い人生はありません。ストレスから逃げたり、避けてばかりいたら夢や目標を失うことになりかねません。

一度の人生、獲得したり夢を実現するためには、ストレスに打ち勝つ力を持てればどんなに自信を持って生きていけるでしょうか？　ぜひ、この力を獲得してください。

30秒トレーニング 過去の実績

◇課題――過去のストレス

過去に、ストレスを受けたが、今はもうストレスに感じなくなっている出来事を思い出してみましょう。

どんな小さいことに関するストレスでもかまいません。

◇解説――解決した思い出

ストレスを自分なりに解決した実績が思い出せましたか？

思ったよりたくさんの大小のストレスを乗り越えた体験が思い出されませんでしたか？

まずは「自分ってすごい！」って、思う存分胸をはってください。

3分トレーニング　獲得していたストレス耐性

◇課題——再度の克服

30秒トレーニングで思い出した、いくつかのストレス事項。もし、もう一度あなたが直面したら、それを乗り越えられるか一つずつイメージしてみてください。

◇解説——自信を持つ

たぶん、乗り越えられないと思ったストレスはないのでは？　なぜなら、あなたは立派に乗り越えたからです。もちろん、もう一回そのストレスに対面しろと言われたら、正直いやだなあと思うでしょう。でも、乗り越えてきた力があなたに間違い無く備わっているということを、まずはよく認識してください。

いまから思えばちっぽけなストレスだったな、と思うかもしれません。でもそのときは、そんな風に思えなかったはず。それは、あなたがそのストレスを乗り越えたからそう思えるのです。

そうやって獲得した力がストレス耐性です。自信を持ってください。

30分トレーニング「負けない宣言」

◇課題――ストレスの整頓

いま、あなたがストレスに思っていることを、整頓してみましょう。

そのストレスは避けられないのか？

原因は何か？　どうやったら、そのストレスに負けないか？　を。

◇解説――乗り越える価値があるもの

ストレスは、整頓して考えるのにそれなりにエネルギーがいります。

でも、案外、漠然とストレス、ストレスととらえているより、整頓してみるとすっきりしたり、そのストレスに対しての恐怖や不安が小さくなるものです。

整頓できたら、次にそのストレスが乗り越える価値があるものか判断してみてください。もし乗り越える価値のあるものだったら、「負けない宣言」をしてみましょう。

そのストレスを超越したあなたは大きなストレス耐性を身につけることができ、今までより遭遇する困難が小さくみえるはずです。

ストレス耐性力の脳トレのPOINT!

1　まずは、ストレスは人生に必ずあり
成長の糧と認識しよう。

2　過去に乗り越えたストレス体験を
思い出して自信をつけよう。

3　自分が直面しているストレスは、
立ち向かう価値のあるストレスか
冷静に評価してみよう。

4　価値のあるストレスは、
一つ一つ乗り越えることによって
大きなストレス耐性力を
身につけられることを認識しよう。

5　ストレス耐性力を獲得して、
輝かしい人生を送っている自分を
思い描いてがんばろう。

第6章

幸福脳

自分の幸せを実感できる脳

目標を持って暮らす

人生に勝つという認識をもし持つとしたら、私は裕福なことでも地位や名声を持つことでもないと考えます。どんな状況を生きていくにしても、「自分は幸福だ」と思えることこそ、人生に勝つことだと思っています。

私自身はまだまだ、思慮に足らず未熟です。でも、日々多くの患者さんと接していると、どんな大変な状況にあっても、幸福感に満ち素敵に輝いている方たちが少なからずいらっしゃることに気づかされます。

幸福感の源になる感情や感覚はおそらく数えきれないほどあるとは思いますが、その方たちから学んだことをピックアップしてみました。

まず、目標があること。八〇歳を過ぎても目標を持って生活している方たちは素敵です。一方若いのに、なんの目標も持たず目先のことに、いわば視野狭窄して余裕なく生活している方は、決して幸せそうには見えません。

五感をフル活用

次に、ひたすら続く日常の中で感性豊かに暮らし、感動の種をたくさん見つけていることです。

雲の動きや季節の食べ物の味覚に感動すること。自然の物音やふと耳にする音楽に感動すること。すなわち五感を常に働かせ、脳に入力し、かつそれに感動する力を持っていることだと思います。

そんな心豊かな生活を送っていても、人生は予測できないトラブルの連続。でも、できる限り心穏やかに、無いものを嘆くのではなく、あるものを大切にして価値を見出す心の余裕や深い感謝の念をもっていることこそ、幸福だと思います。

⑮ 目標力

「がんばるぞぉ！」という感覚

子どもの頃って、当たり前ですが、普通に誰もが前向きだったと思いませんか？そもそも、前向きの意味さえわからなかったはず。きっとそれは、日々成長して大人になる、という当たり前だけれども大きな道を歩んでいるからだと思います。

でも、いつからか、その前向きという気持ちが湧かなくなってきたときがあったはず。それは、恐らく、何に向かっていけばいいのかわからなくなったからです。

すなわち、日々の生活の中で、一体どこに向かっているのかという目標が見つからない。あるいは、目標があっても、自分には所詮、達成できそうに思えないという、大なり小なりの絶望感が心の中にめばえたからだと思います。

子どもの頃みたいに、無謀な夢や目標は大人になると、考えにくいかもしれません。

でも、心の中に目標ができたときの

「よしゃ、やったる！」

「がんばるぞぉ！」

という感覚。すごくワクワクと気分が盛り上がりますよね。

しかしながら、正直単に目標を持つだけで気分がアップするかというと、そういうものではなく、ほとんどの場合、目標を達成するとどんな良いことがもたらされるか……、という企みが私たちの気分を良くさせるのです。

この感覚をどんなときにでも持てるという力は、誰でも持っています。もし、そんな気持ちを忘れていたら、ぜひ取り戻してください。ワクワクとドーパミンが出れば、あなたの作業能率は、ぐっとアップするはずです。

目標力の脳トレ

まず、自分の目標力をチェックしてみましょう。多くの方は、意識せずになんとなく生活しているものです。まずは、自分がどうなのか向き合ってみましょう。

□ いつも「目標」を持って生活していますか？
□ 「目標」をあきらめるのではなく「目標」を持つことをあきらめていませんか？
□ 目標を明確にして何かに記していますか？

目標をまったく持たずに生活している人、漠然とした目標で、きちんと書きようがないと感じた方、漫然と時間が過ぎてしまうのは残念です。目標は与えられるものでなく、つくるもの。目標を持ったところから、人生は道ができていくものです。

いまからでも遅くありません。改めて目標をつくり、目標に向き合ってください。

30秒トレーニング　目標をつくろう

◇課題——**あなたの目標は？**

あなたに目標はありますか？

◇解説——**目標は自分でつくれる**

すぐに思いつかないとしたら、それは目標なしに、漫然と生活することに慣れてしまっているのかもしれません。

どんな仕事の人、どんな立場の人だって、目標は自分でつくることのできるものです。

目標を持たず、日々歩むことのほうが、目標をもって歩むより大変なはず。まずは、目標が無い自分に気づき、目標をつくることから始めてください。

3分トレーニング 目標を考える

◇課題――考えたことがありますか

目標は、短期的（～半年ぐらい）、中期的（半年～二、三年）、長期的（それ以上）とそれぞれ最低一つずつはありますか？

◇解説――考えたことがない場合

もし、そのように考えたことがなければ、自分の目標をタイピングしてみるべきです。長期的目標に偏っていると、モチベーションを保つのが難しくて、脳も飽き飽きしてきます。

逆に短期に偏りすぎていると、自分自身が大きな流れの中でどの方向に向かっているのかを見失ってしまい、目先のことばかりにとらわれて自分のもてる能力を発揮できません。

30分トレーニング　目標と努力

◇課題――努力へのアプローチ

30秒トレーニングと3分トレーニングでピックアップした目標を、記してみましょう。そして、そのために現在している努力を書いてみましょう。

◇解説――脳への報酬物質

書くことによって、自分に目標があること、または、それに向かって努力しているんだという自信がもてましたか？　あるいは、目標ばかりで努力していない自分に気づきましたか？

目標も努力も、脳の成長にとって、このうえない成長の糧。どんなに小さい努力、小さい目標だって達成したときには、脳に報酬物質が出ます。

逆に目標無し、努力無しでだらだら生活しているだけでは、脳には何の報酬も与えられず、元気のない脳になってしまいます。

子どもの頃ほどの怖い者知らずにはなれません。でも、子どもの頃のその感覚に近い、怖い者知らずさを少しでも自分の中に残すのも才能です。ぜひ、常に目標をもってください。

このトレーニングは、できれば三か月に一度ぐらいは実践しましょう。

目標力の脳トレのPOINT!

1　自分に目標があるか、考えてみよう。

2　短期、中期、長期的目標をつくろう。

3　その目標を達成するとどんなことが自分にもたらされるかをきちんと意識してみよう。

4　目標の価値は自分が決めるもの。自分が良ければよいことを認識しよう。

5　目標が明確だと脳の力は増し、人生は、より楽しく元気に歩めることを認識しよう。

⑯ 五感を研ぎ澄ます力

生命維持に大切なもの

物を感じる豊かな力を持つには、五感を通して入ってくるさまざまな刺激をより多く脳にインプットすること、そしてそれを感じる力を高める必要があります。

一二対ある脳神経は、脳幹部という生命維持に大切な部分とつながっています。そして、その五感を感じる働きをしています。

ここは常に機能して外界の刺激を脳へインプット、アウトプットをしています。これが一つでも働かないと大変な不自由となります。

生命維持に大切なその五感は、ある意味でシンプルな機能かもしれません。でも、それを大脳でどう感じるかは、また別問題。

神経を伝わる感覚の単なる繰り返しになるのか、そこから入る情報をどんどん膨らませられるかは、脳の使い方次第です。

たとえば、音楽。以前に聴いたときの思い出が心にあふれてきて、涙がとまらなくなることがあります。オーケストラを聴いていて、感動に心のみならず、身体が震えることがあります。

また、美味しいものを食べて、あまりの美味しさに味覚から感動を覚えることもあるでしょう。

嗅覚も、ときには気分を変えたり、その香りを以前に嗅いだときの感情が心に蘇ってきて、思わず動作をとめたりすることがあります。

五感を研ぎ澄ます力の脳トレ

まず五感と言われて、すぐにぴんとくるでしょうか? 私たちは一分たりとも五感を使わずに生活していることはないはずなのに、案外思い浮かばないものです。

□ 視覚　美しい、気持ちの良くなるものを見ていますか?
□ 聴覚　心にしみいるような音楽を聴いたり、自然の音に耳を傾けていますか?
□ 味覚　味に対するこだわりを持ち、おいしい物に感動していますか?
□ 嗅覚　いろいろな匂い、香りをかぎ分けることに自信がありますか?
□ 触覚　自然に触れるとき、また日常生活で質感を味わっていますか?

一つずつ向き合ってみると、五感をただ単に生活に使うのと、意識して高めるという別のステージでとらえるのとは、違うことに気づくはずです。

30秒トレーニング

感じてみよう

◇課題——感じてみよう

いま、あなたの五感（視覚、嗅覚、聴覚、味覚、触覚）に入ってくるものはどんなことですか？

どんな香り？　どんな音？　どんな皮膚感覚？　どんな物が見えますか？

それぞれを感じて、列挙してみてください。

◇解説——思いがけない発見が

当たり前すぎて感じてないものがありませんでしたか？

思いがけない発見がありませんでしたか？

わずか30秒でも集中して五感を意識すると、多くの感覚のインプットがあることがわかります。ときどき、これを繰り返していると、それぞれに対する感性の神経ネットワークが増し、感性が磨かれていきます。

3分トレーニング

五感をイメージする

◇**課題——目をつぶって心の中で**

目をつぶって心の中で五感（視覚、嗅覚、聴覚、味覚、触覚）を具体的にイメージしてみましょう。

やはりイメージして心地良いものがよいでしょう。

◇**解説——普段から敏感に**

イメージできましたか？

集中して繰り返しているとイメージだけでも、ちゃんと脳に感覚が伝わるようになります。

これができれば、普段から五感の感覚に敏感になれますし、その感覚に反応して多彩な感情を引き起こし、脳の広範囲な働きが良くなります。

30分トレーニング 感受性アップ

◇課題――過去と未来から

五感（視覚、嗅覚、聴覚、味覚、触覚）に関して

①過去の印象的な体験

②未来に体験したいこと

を、それぞれ約30分間でできるだけ多くリストアップしてみてください。

◇解説――より深く感じ入るために

五感のそれぞれのどんなことに自分が感じ入ったのか、そして今後どんなことを味わいたいのかが明確になると思います。この認識をきちんとすることによって、今後の感受性を上げることができ、またより深く感じ入ることができるはずです。

五感を研ぎ澄ます力の脳トレの

POINT!

1 まず、五感とは何かを改めて考えてみよう。

2 それぞれの感覚について、
今何を感じているか、
ピックアップしてみよう。

3 それぞれの感覚で、脳を気持ち良く
させるものを意識してみよう。

4 それぞれの感覚から連想するもの
思い出す事象をどんどん増やして
神経ネットワークを盛んにしよう。

5 五感の刺激をきっかけに
脳を広範囲に刺激するのは、
脳の働きを活発にすることだと
いつも心にとめて生活をしよう。

⑰ 感動力

脳を感動体質に

人の気持ちを理解して、心に響くことが言えるコミュニケーション上手な人は、人に何を伝え、何を発信しているのでしょうか。

それは、相手の脳にセロトニン（多幸感・陶酔感をもたらすホルモン）やドーパミン（快感をもたらすホルモン）などの神経伝達物質を、たくさん放出させることです。この力があればあるほど、自分から他の人へ発信するときだけでなく、他の人の発信を受け取るときにも役立ちます。

感受性が豊かであれば、より多くのことに感動できます。

毎日が平凡な生活の繰り返しで、そうそう感動することなんてない……と、感じているとすれば、それは感動するセンサーが鈍っているにすぎません。平凡に思える毎日の中にも、季節の移ろいや他人との情緒的交流（心のふれあい）など、感動の種はたくさんあります。

忙しくて、旅行をしたり観劇したり、新しい体験をする時間がなかったとしても、現代は情報化社会ですから、時間的・空間的な広がりは無限です。実体験には及びませんが、「Ｇｏｏｇｌｅ　Ｅａｒｔｈ（グーグルアース）*」で世界中を旅することも、インターネットの動画サイトでオーロラや金環日蝕を観ることも、配信された昔の名画を愉しむこともできますから、感動探しは飽きることがないはずです。

感動すればするほど、脳（前頭葉）の働きは活発になります。その辺りの脳はかなりフレキシブルです。積極的に感動体験の場に出ることを繰り返すことによって、脳は、より感動しやすくなり、いわば感動体質になっていきます。感動に年齢制限はありません。

＊ Google 社が無料で配布しているバーチャル地球儀ソフト　http://earth.google.co.jp

感動力の脳トレ

まず、自分の感動力をチェックしてみましょう。改めて最近の一週間〜一か月を振り返ってみてください。

□ **毎日、何かしらに感動していますか？**

□ **感動したことを言葉にしていますか？**

□ **新しい感動の種が増えていますか？**

もし、いずれも思い当たらないとしたら、あなたの感動力はかなり衰えてしまっている可能性があります。空の色、道端に咲く小さな花、感動の種はそこらじゅうに存在しているのですから、それに反応し脳の中を良い気分にできるかどうかはあなた次第です。

30秒トレーニング　感動習慣を身につけよう

◇課題――感動探し

最近、感動したことを、思い浮かべてください。映画、読書、ドラマ、日常生活、どんな場面でおきたものでもかまいません。

◇解説――アンテナを張り巡らせよう

例）オリンピックで最後まであきらめずに頑張っているアスリートの姿。

例）道の脇に小さい花が健気《けなげ》に咲く。

感動の種はどこにでもあるはずです。もちろん、本や映画の中でもＯＫ！　もしもすぐに思い浮かばなかったら、感動力が落ちている証拠です。受け取り手のあなたの心に余裕がなくなっていて、感動の感受性が低下している可能性があります。

そのために、感動する習慣がいつしかなくなっているのかもしれません。
日常の生活の中に感動できることがないか、日頃からアンテナを張り巡らせて、感動力を高めましょう。

3分トレーニング　感動を思い出してみよう

◇課題――五つの感動

この一年間で、とても感動したことを、五つ挙げてください。

◇解説――なぜそれを挙げたか考える

例）子どもが、運動会のかけっこで、転びながらも最後まで走った。

例）無理だと思っていた資格試験に合格した。

感動したことを思い浮かべたとき、同時にそのときの気持ちも再現できましたか？

時間経過とともに、感動が少しずつ薄らぐのは当然です。しかし、あなたの脳内にはその感動体験が、記憶としてちゃんとしまわれています。ですから感動の追体験は、いつでもできるのです。そして、感動を思い出すたびに、脳内には、感動したときに分泌されたセロトニンやドーパミン、βエンドルフィン（気分の落ち着きや幸福感をもたらすホルモン）、オキシトシン（人と人との絆を強めるホルモン）などがたくさん分泌されるのです。

感動を思い出せたらその次に、五つの出来事を分析してみましょう。

もしかしたら、あなたが感動するときにそばにいるのは、いつも同じ人ではありませんか。そうであればその人が、あなたにとってどんなに大事な存在であるかを改めて認識しましょう。

また、もしあなたが挙げた感動が「人との交流」や「人の行為」ではなく、物や風景ばかりだとしたら――。それが悪いとは言いませんが、もう少し、人が発信する言葉や行動に感受性を高めたほうがよいかもしれません。

逆に、人から発すること以外に感動の種を思い出せないとしたら――。あなたがヒューマニティあふれる方なのは間違いないと思いますが、他の方面にも感受性のセンサーを広げると、より豊かな精神生活を送り、脳力の深みを増すことができるでしょう。

30分トレーニング 感動をプレゼントしよう

◇課題――感動センサーの見直し

まずは、自分自身の感動センサーを見直す課題です。

・あなたは、このあとの一年間で、身近な人を感動させることができると思いますか？

・あなたが何をすれば、人を感動させられるでしょうか？

・あなた自身は、身近な人にどんなことをされたら感動すると思いますか？

次に、対象を他者へ向け、特定の誰かを感動させる簡単な感動ストーリーをつくってみましょう（主人公は自分以外なら、身近な人でも、架空の人物でもＯＫです）。

◇解説――感動センサーを高めよう

例）反抗ばかりしていた思春期の娘が、卒業式に、心のこもった手紙を母親宛に書いた。

感動体験を増やすには、脳の感動するセンサーを、どんどん働かせなければいけません。また、感動を受け取るばかりでなく、感動を与えることによっても、このセンサーの働きは活発になります。もちろん、自然体で人に感動を与える――すなわち作為的でないほうが望ましいですが、このトレーニングではあえて、どうやったら感動を与えることができるかを考えることによって、自分自身の感動センサーの働きを高めることを狙いとしています。

感動力の脳トレの

POINT!

1　日常の平凡な生活の中にも感動を
見つけられるようになろう。

2　感動の閾値《いきち》を下げ、感動量を上げよう。

3　感動したことは何度でも思い出して
脳を気持ち良くさせよう。

4　自分も人を感動させられることを、
しよう（つくろう、考えよう）。

5　感動上手になり、豊かな脳をもって
豊かな人生を歩もう。

⑱ 心の引き出しを多くする力

気持ちの切り替え

精神がタフな人の特徴は、脳の引き出しが多いことです。すなわち、一つの考えに行き詰まったり、とらわれたときに、いかに気持ちを良い方向に切り替えていけるか。行き詰まったアイテムの引き出しは、そのままにして他の引き出しを開けて、良い空気を発しましょう。

大事なのは、引き出しを自分の心の中につくるということ。元気が無いと、他人によりかかることによって、その場を逃げようとする方がときどきいます。明るい、いつも元気がある、優しいことを言ってくれる、そういう方にひたすらよりかかってぶら下がる。

ときにはそれも必要かもしれません。でも、いつもいつもそういった誰かが傍にいるとは限りません。常に自分だけの力でも気持ちを切り替えられ、乗り越えられる引き出しをつくりましょう。私も日々、たくさんの引き出しをつくろう、使おうと心がけています。

たとえば、仕事やプライベートで大きな問題が起きて行き詰まってしまったときに、必ず開けるのは「読書の引き出し」です。ストーリー性が高く、読み終わるとぐったりしてしまう濃厚な小説を選んで読むようにしています。そんなときのために、普段から本の買い置きをしています。

バラエティに富んだ多くの引き出しを持つことは、あなたの人生をより充実した豊かなものにします。そして、人生のピンチに陥ったときに、必ずあなたを助けてくれるのです。

心の引き出しを多くする力の脳トレ

まず、自分の心の引き出し度をチェックしてみましょう。

□ **悩み事などに対して、答えがでるまで考え続けないようにしていますか？**
□ **引くと気持ちがほっとするような引き出しがありますか？**
□ **引くとワクワクしてくるような引き出しがありますか？**

悩みの引き出しは無理して閉めようとしなくてもよいと思います。むしろほかの引き出しをうまく引けることによって、自然と閉まっているのが理想的でしょう。嫌なことや忘れたいことでも、そう思えば思うほど神経ネットワークが強化されかねません。

ほっとする引き出しはセロトニンが、ワクワクする引き出しはドーパミンが脳内に分泌されます。

30秒トレーニング　引き出してみよう

◇課題――何を考えていますか

今考え（イメージし）ていたことは何ですか。別の引き出しを開いてみましょう。

◇解説――無理して否定しない

例）自分をきちんと評価してくれない上司に言われた言葉を考えて、憂鬱な気分になっていた↓趣味の仲間と、気の合う話をしたときのことを思い出そう。

ここでポイントは、前の引き出しはそのままにしておくこと。引き出しを無理して閉めようとする、すなわち、ネガティブな感情を無理して否定しようとすると、その神経回路がかえって強化されてしまいます。他の引き出しを開くことによって、前の引き出しは自動的に閉じるのです。意識をしないで大丈夫です。

3分トレーニング 引き出しに身をゆだねよう

◇課題――「ほっとする」「ワクワクする」引き出し

「ほっとする」の引き出しと「ワクワクする」の引き出しがすぐに思いつきますか?

◇解説――思い出すと楽しい引き出し

それぞれ複数の引き出しがあるといいですね。

過去の思い出で、いつも思い出すとほっとした気分になれること。または、愛するペットのことを考えると思わず気持ちがほっこりする。これらを「ほっとする」の引き出しにすればいいのです。

そして、今後の予定や将来の夢など、結果がどうなるかわからない「ワクワクする」ことを入れた引き出し。

最低限この二つの引き出しがいつもあれば、幸福感を感じることができるセロトニンや、ワクワクできるドーパミンをうまく出すことができます。

この引き出しを開ければ、心地良い脳の神経伝達物質がふわっと広がる。そんな引き出しがあることをいつも意識していてください。

困難に直面して、表情が曇っているとき、そっと開けてみて、しばし、その感情に身をゆだねてください。

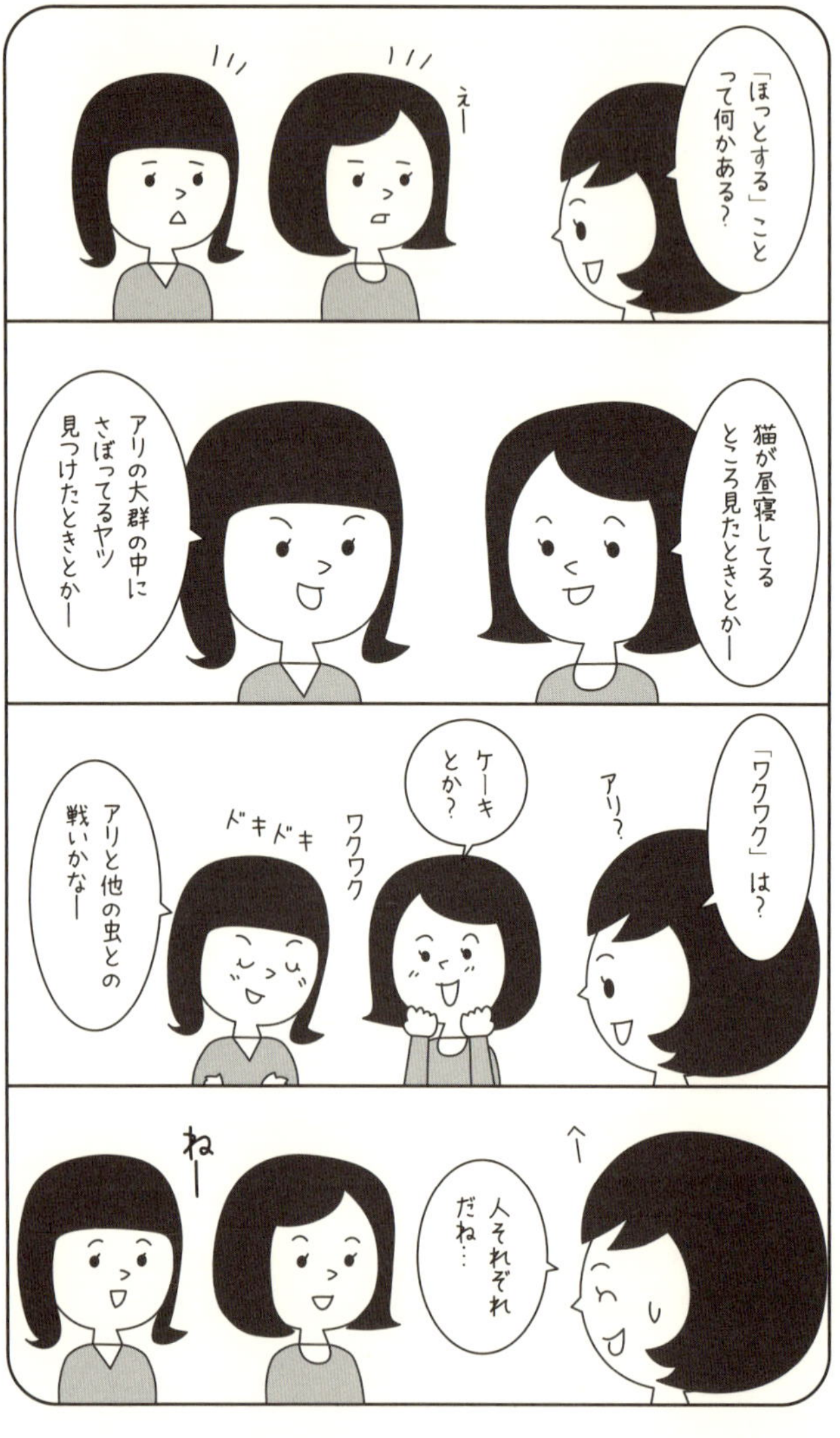

「ほっとする」ことって何かある？
えー
猫が昼寝してるところ見たときとかー
アリの大群の中にさぼってるヤツ見つけたときとかー
「ワクワク」は？
アリ？
ケーキとか？
ワクワク
ドキドキ
アリと他の虫との戦いかなー
へー
人それぞれだね…
ねー

30分トレーニング 「癒し」の引き出し

◇課題――つくってみよう

「ほっとする」「ワクワクする」の引き出しを三つずつつくってみましょう。すでに三つぐらいあるさ、という方なら五つ以上つくってみてください。

◇解説――癒されますか？

必ず、そこを開ければほっとしたり、ワクワクする気持ちになれる引き出しをつくることができましたか？

ここで重要なことは、そういう引き出しがあるということを、強く認識することです。認識が強ければ強いほど、気持ちが行き詰まったときにすぐに開くことができますから。

心の引き出しを多くする力の脳トレの

POINT!

1　行き詰まったら無理して気持ちを切り替えようと思わず他の引き出しを開けるように気持ちを集中させよう。

2　「ほっとする」引き出しをつくり、いつでもセロトニンがでて幸福感を味わえるようにしよう。

3　「ワクワクする」引き出しをつくり、結果がどうなるかわからないことに、はらはらドキドキ感を楽しんでみよう。

4　引き出しを多くつくり、存在をいつも認識しよう。

5　いつでも気持ちを良い方向にもっていける引き出しをつくって自力で困難を乗り越える強い人間になろう。

column

幸せは心の中にある

私が長いこと往診をしていたある女性の患者さんは、遺伝性の神経難病の方でした。家族内で何人かが発症し、中年以降に歩行困難や呂律《ろれつ》不良などが出現し、ほぼ寝たきりで生活の全部を人の力を借りる生活を余儀なくされます。

でも、いつも笑顔の絶えないご家庭で、訪れる私も毎回心がほっこりと何ともいえない温かさに満ち、伺うのが私自身大好きなお宅でした。

玄関先にはいつも季節の草花があり、ご主人がたまたま飛び込んできた小鳥を大切に育てていました。先々を心配するようなことを口にされることは終始なく、今週はこんなことができた、と良い報告をしてくださいます。

あるとき、そこのお宅の壁に相田みつをさんの「しあわせはいつもじぶんのこころがきめる」という言葉が貼ってあることに気づきました。

今は他界されてしまいましたが、目を閉じるといつも、そよそよと吹く風の中で、ゆっくりとした時の流れの中で微笑むその方の笑顔がよみがえってきます。

おわりに

私は、脳神経を専門とする診療を二十年以上、続けています。現在、自分のクリニックで年におよそ一万人の方の脳を診させていただいている日々です。

最近、記憶力が低下した、頭が疲れやすい、ストレスに負けそうだ、など数々の脳の不調を訴える方々が外来にみえます。「もっと自信をもって、いきいきと仕事をしてほしい！」「もっと日々の生活に幸せを感じて、ストレスに負けずにタフに生きてほしい！」と、診療の場で切に思います。

ただ、実際には、外来でどんな風に日々を暮らし、どんな風にトレーニングをしたら良いかを個々の方に指導させていただく時間は充分にとれないのが現状です。

この本では、日々、私が脳に良いと思っているトレーニングを書きました。偏った脳トレではなく、どのように脳を鍛えて、さまざまな仕事やプライベートでスマートに生きていくか、ただ結果を出すことだけを目的とするのではなく、ひたすら続き、時には避けることのできない嵐のある人生にどうやって幸せを感じ、困難に負けずに生きていくか……を少しでも読んでいただいた方々に伝えることができましたら、幸いです。

一度きりの人生、精一杯輝いて、幸せに生きていこうではありませんか。

ここまで読んでくださったみなさま、どうもありがとうございました。

また、東京堂出版編集部の堀川隆さん、太田基樹さん、アップルシード・エージェンシーの栂井理恵さん、編集協力の田中由紀さんに心より感謝いたします。

最後に、愛する子供達と父、そしていつも私を支えてくださるみなさまに。

二〇一三年一一月

霜田里絵

著者略歴
霜田里絵（しもだ・さとえ）
医師・医学博士。順天堂大学卒業後、同大学病院の脳神経内科医局を経て、都内の病院勤務。2005年（平成17）から、銀座内科・神経内科クリニック院長を務めるとともに、2011年（平成23）には医療法人ブレイン・ヘルスを設立、理事長に就任。パーキンソン病、アルツハイマー病、脳血管障害、頭痛、めまい、しびれなどが専門。日本神経学会専門医、日本内科学会認定医、日本抗加齢医学会専門医、アメリカ抗加齢医学会専門医。著書に、『「美人脳」のつくりかた』（マガジンハウス）、『40代から上り調子になる人の77の習慣』（文藝春秋）がある。
著者エージェント　アップルシード・エージェンシー
http://www.appleseed.co.jp/

脳　活
バランス良く鍛えて、人生いきいき

2013年11月10日　初版印刷
2013年11月20日　初版発行

著　　者　霜田里絵
発 行 者　小林悠一
発 行 所　株式会社東京堂出版
〒101-0051 東京都千代田区神田神保町 1-17
電話 03-3233-3741　振替 00130-7-270
http://www.tokyodoshuppan.com/

印刷製本　図書印刷株式会社

ISBN978-4-490-20848-1 C0077
Printed in Japan

すぐ「できる人」になる習慣術　夏川賀央 著　四六判 一九二頁 一四〇〇円

部下をうつにしない上司の教科書　奥田弘美 著　四六判 二〇〇頁 一六〇〇円

日曜日の歴史学　山本博文 著　四六判 二七二頁 一五〇〇円

続 日曜日の歴史学　山本博文 著　四六判 二九六頁 一六〇〇円

難読・誤読駅名の事典　浅井建爾 著　四六判 二八八頁 一六〇〇円

多才力 ひとつの才能では、もう伸びていけない　櫻井秀勲 著　四六判 二〇〇頁 一四〇〇円

超自分史のすすめ　三田誠広 著　四六判 二一〇頁 一五〇〇円

（価格は本体価格です。改定することがありますので、あらかじめご了承下さい）